新しい
知っててよかった
家庭介護のくすり

●著者
社会福祉法人サン理事長・薬剤師　西村 美智代
大宮共立病院副院長　板垣 晃之

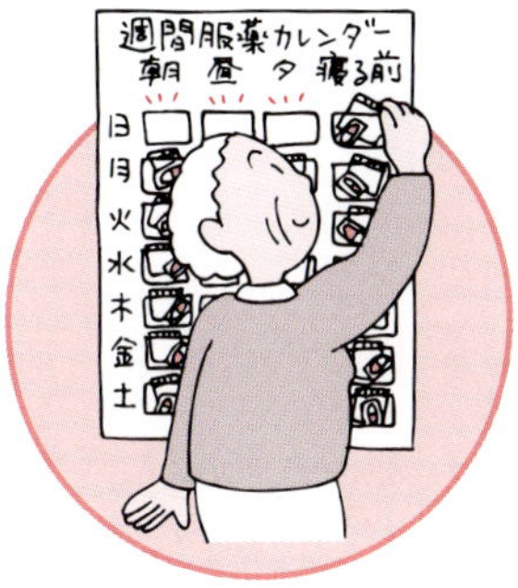

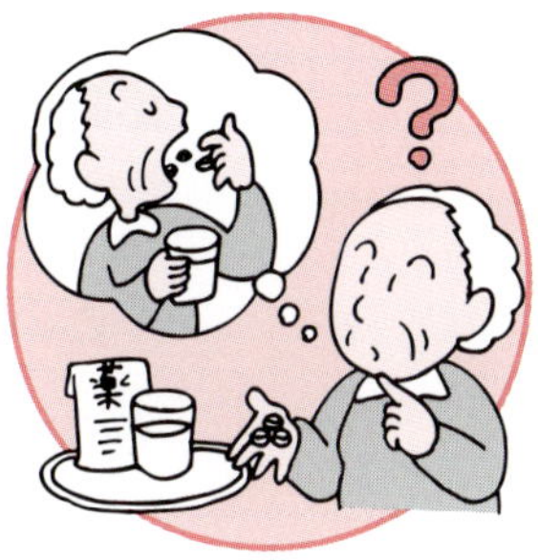

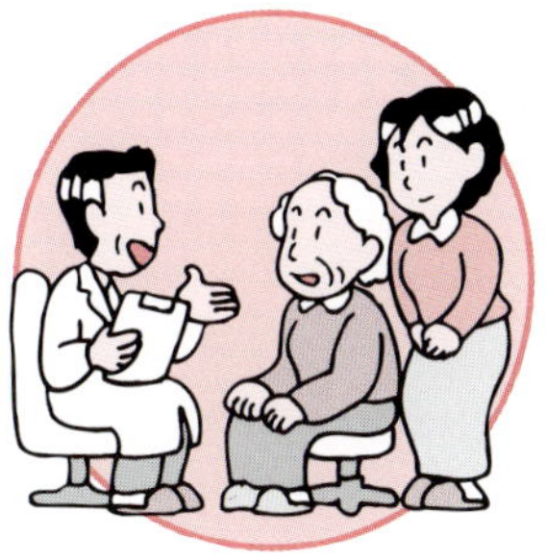

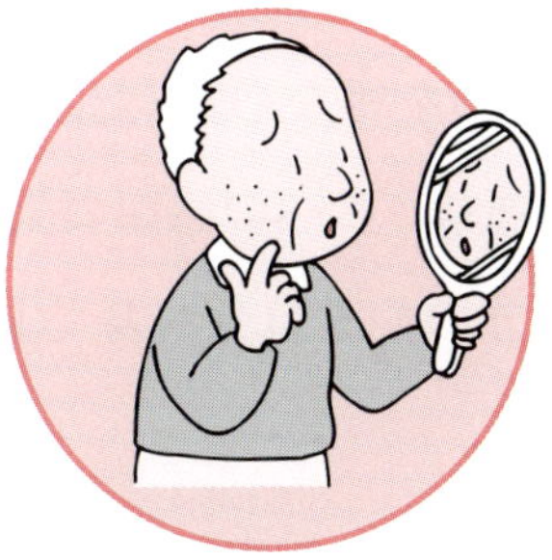

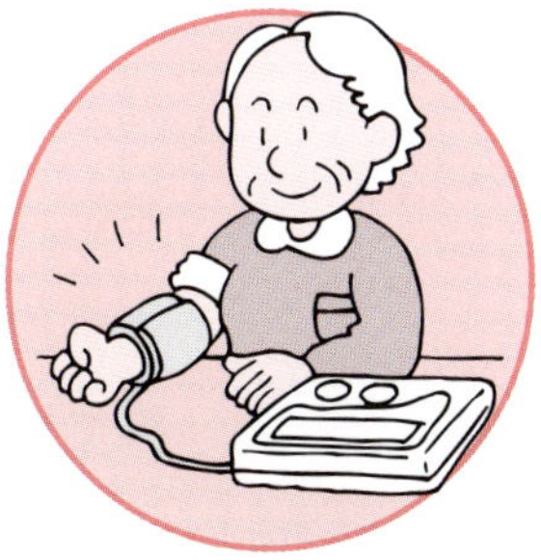

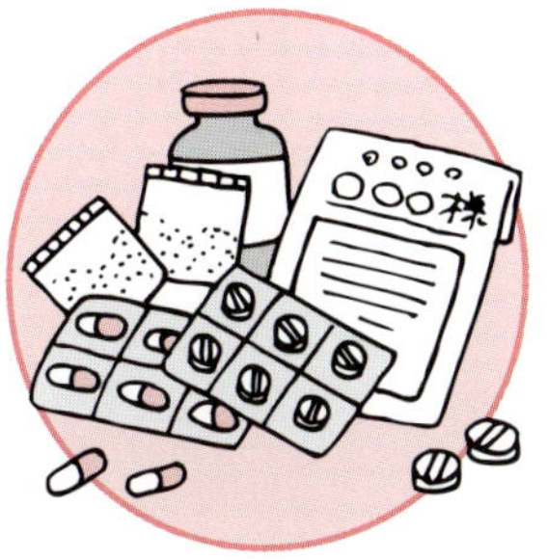

日本医療企画

はじめに

社会福祉法人サン理事長・薬剤師
西村 美智代

本書は、年友企画株式会社より、2001年9月に発行された『知ってて安心 介護に役立つ薬の本 高齢者の生活・介護・医療』に、最新の情報とイラストを加え、新たに発行したものです。

◆◆◆

「新聞にいつものように舞い込む広告をチリ紙同然の扱いをする私の手が止まりました。『痴呆と介護と薬』と書かれた講演内容でした。心待ちにしていた講演内容に涙が出そうになる程の感動を覚えました」

このような書き出しで始まる一通の手紙は、その後の私の考え方、活動に大きな影響を与えました。

「先生のお顔がとても優しく生き生きとしており、心を開かざるを得なくなった私をお許し下さい」と続く手紙は、私への感謝の気持ちと、お手紙の主が自分の心を自分自身で見つめる内容でした。

◆◆◆

認知症（痴呆）と薬の関係、認知症をめぐる社会環境、認知症には医療的視点のみではなく介護の視点が必要であること、そして「支え合い」や「助け合い」があってこそ、「ぼけても普通に、その人らしく生きられる」といった内容の講演を行ったときのことです。

「薬の副作用でも認知症のような症状になり、認知症と診断されることがあります。認知症高齢者の在宅介護状況調査を行ったとき、十数種類の薬を飲んでいる人がいました。しかし、家族にいわせると、何のための治療なのかわからないとおっしゃるのです。認知症の高齢者にたくさんの薬を飲ませる苦労も話されました。そこで医師を紹介し、診断を受けてもらったところ、薬による副作用で認知症のような症状が出ていることがわかりました。認知症は家族だけの介護では精神的にも、身体的にも家族を追い込んでしまいます。そうした経験もあって、私たちは社会的介護を目指してデイサービスを始めました」と話すと、お手紙の主は食い入るように私の講演を聞いていました。そして、講演が終わると真っ先に私のところに駆け寄り、思いの丈をぶちまけたのです。

それは、遠く離れて暮らす老いた両親のことでした。母親が認知症のため、周囲から「施設か病院にいれろ」と何度も電話が来て不安で仕方がないとのことでした。そのときの話は次のようなものでした。

母親がうつ状態で自殺未遂を起こしたため近くの病院へ入院し、そこで薬の服用が始まった。一時期手足を縛られていた母親は、薬を飲むことを条件に退院させられ、本人は真面目に薬を服用していた。しかし、退院後ウトウトしていることが多くなり、かと思えば近所の人に対して、「お金を盗られた」「私のことを臭いと言っている」などと暴言を吐き、そのため近所から「入院させろ！」と娘である自分へ電話が来る。家に石を投げる人もいて、親のことが心配だが、遠く離れており、どんなに心配でも手が出せない。

その話を聞き、私は「明日、『チーム医療を進める会』という勉強会で、精神科医、内科医、薬剤師、福祉関係者などが集まるので、相談してみます」と約束し、その場はお別れしました。

その夜、彼女から届いた薬の内容をみて私は心底驚きました。なんと9種類もの薬を飲んでいたのです。しかも、睡眠薬2種類、抗うつ薬が3種類、抗不安薬が2種類に抗精神病薬が2種類。すべて精神に作用する薬でした。

◆◆◆

翌日の勉強会でこの薬の件を話題にしたところ、参加している精神科の医師もその薬の使われ方には驚いた様子でした。この薬の影響について、次のような結論が出されました。

これだけ多くの種類、多量の薬を同時に服用していることによる副作用で、認知症のような症状が出ている可能性がある。また、その認知症様症状に対して薬が新たに出されるのでさらに薬が増えていく。元来外出好きだった本人が、1日中ウトウトしているのは、薬の効きすぎと思われる。また、これだけの薬を飲むことは本人にとっておそらく精神的苦痛になっているのではないか。

電話で娘さんに内容を伝えると、彼女は「講演を聴いたとき、これはまさしく『天の声だ』と思いました。今、母の認知症は薬の影響によるものかもしれないと聞き、希望がもてました。田舎へ帰り、本人や近所の人に話します。また、信頼できる医師に相談してみます」と言って電話を切りました。

そして後日、冒頭の手紙が届いたというわけです。

◆◆◆

介護保険制度の導入により、確かに医療と福祉が近づいた感はあります。また、医療も福祉も押し付けではなく、その人自身の「自己決定」によるものであるという考え方も広がりつつあります。

しかし、医療や介護に関する相談を受けていると、「自分が飲んでいる薬について名前や作用を知らない」「自分の主治医に相談しにくい」という人が実はまだまだたくさんいるという現実に気づかされます。

◆◆◆

最近、タクシーの運転手さんからこんな話を聴きました。「1日3回送り迎えをしたある高齢者の行き先は、3カ所とも病院でした。その度に、薬の袋を抱えてくるんです。一見、元気そうにみえたので、友だち探しにでもいっているのかなとも思いましたよ。医療費の赤字の原因はこんなところにあるのかもしれませんね。それにしても、あのおじいちゃんは薬を全部飲んだら大変ですね」

この2つのエピソードは、私の中の「高齢者本人、そして高齢者に関わるすべての人がもっと薬に対して意識をもたなくてはいけない」という思いを強くさせました。

そして、それを「患者を診る目、医療を見る目」

をもつ医師と一緒に訴えたいと考えたとき、パートナーとして真っ先に頭に浮かんだのが板垣晃之先生でした。

先生は「**高齢者医療は、まずその人の話に耳を傾けて、何を大切にして生きているのかを知る『全人的な医療』が大切です。医療だって役に立つことがあるという視点に立って、生活の質(Quality of Life：QOL)を落とさない治療を行うことが第一です。そして、医療は医師だけではなく、家族を含め患者に関わるすべての人たちとチームを組んで行うものなのです**」と、常日頃おっしゃっており、そんな先生と私は常に刺激しあい、互いに信頼関係をもって患者さんのこと、介護のこと、そして医療のことを考えてきました。

今回、本の制作を通してあらためて板垣先生と話し合う中で、「病気や薬のことを正しく知って、病気や薬と上手に付き合ってほしい。そして最後まで自分らしく生きてほしい」という思いがさらに強くなりました。

この本を読んで、冒頭の手紙の方のように、「希望がもてた」と感じていただければ何よりの幸いです。

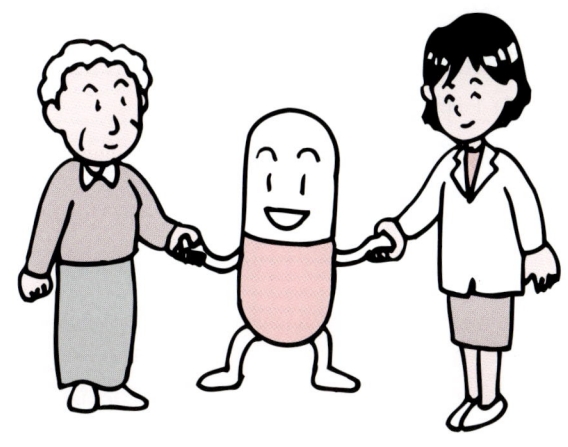

本書は、年友企画株式会社より、2001年9月に発行された『知ってて安心 介護に役立つ薬の本 高齢者の生活・介護・医療』を、改編したものです。

もくじ

パート3

●病気と薬

付録

本書での薬の紹介について

パート2「暮らしと薬」では薬を使う目的に分けて紹介していますが、その分け方は、「パーキンソン病治療薬」や「消化性潰瘍治療薬」などの病気によって分けている場合と、「抗ヒスタミン薬」や「抗不安薬」などの作用によって分けている場合とがあります。

パート3「病気と薬」では病気や症状に対する治療薬として薬を紹介していますが、ここではさらに作用の違いや薬の系統に分けて紹介しています。

「代表的な薬」として本書に登場してくる薬の名前は「一般名」です。薬は一般名と商品名の2つの名前をもっています。一般名は薬の構成成分に対してつけられている名前で、一方の商品名は製薬会社が一般名に対して独自につける名前です。ですから、1つの一般名に対して、複数の商品名がつけられている場合があります。

本書では「代表的な薬」として、現在高齢者に対して一般的によく使われている薬をいくつか紹介していますが、掲載されている以外にもたくさんあります。

パート 1

高齢者と薬

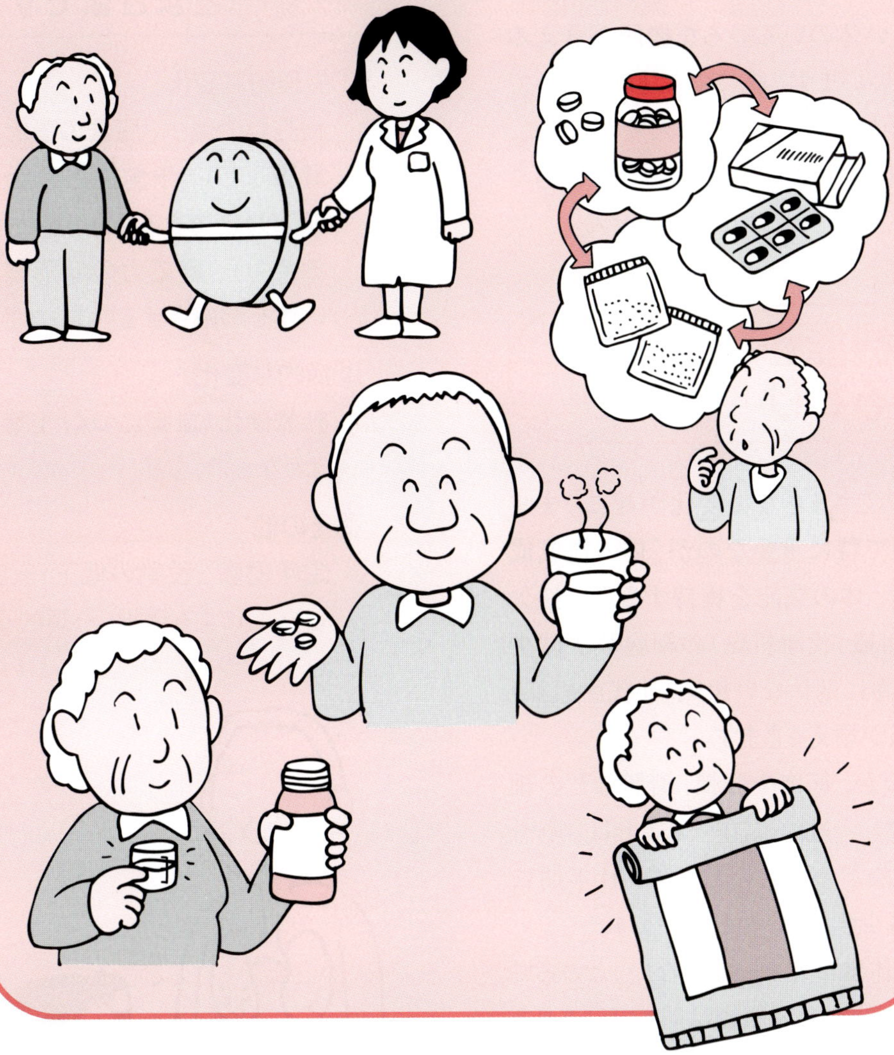

高齢期の体の変化

高齢者の体の特徴

加齢にともない体のいろいろな機能が衰えることを「老化」といいます。誰にでも訪れるものですが、子どもの成長とは異なり個人差が大きく、「このくらいの年齢ではこのくらいのことが起こる」などと、はっきりとしたことはいえません。

臓器の機能が低下するわけ

老化現象としてさまざまな変化が起こりますが、薬との関係で特に重要なのが「体の構成成分の変化」です。体の機能を維持するために欠かせない体の組織（代謝組織）の細胞数が減少し、一方で、代謝に関係ない組織（非代謝組織）である脂肪組織が増えてきます。

特に重要なのが、筋肉や肝臓、腎臓などの細胞数の減少です。一般的に70～80歳では、脳や腎臓、肺、筋肉などの細胞の数は若・壮年期に比べて約40％減少するといわれています。

「若い頃から体重は変わっていない」といっても、実は体を構成している組織は同じではありませんし、それぞれの臓器の機能にも差が出てくるのです。

「老化」といってもさまざまです

①生理的な変化

細胞数の減少、臓器の萎縮（脳、肝臓、腎臓など）、予備能力の低下（緊急事態に対応できるように体が備蓄している余力）、適応力の低下（外界の変化に体を順応させる能力）など

②病的な変化

動脈硬化（血管につく「土管のサビ」のようなもの）など

③その他

定年退職、役割の低下（家庭、社会など）などによる精神・心理的な変化など

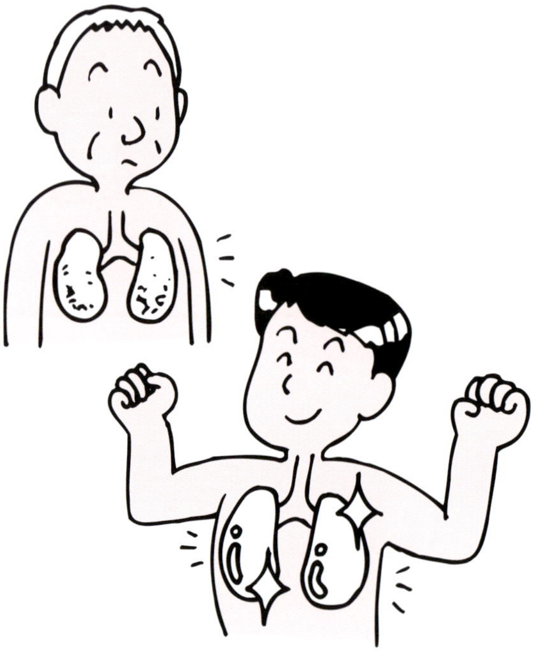

高齢期に起こる体の変化は こんなにいろいろあります

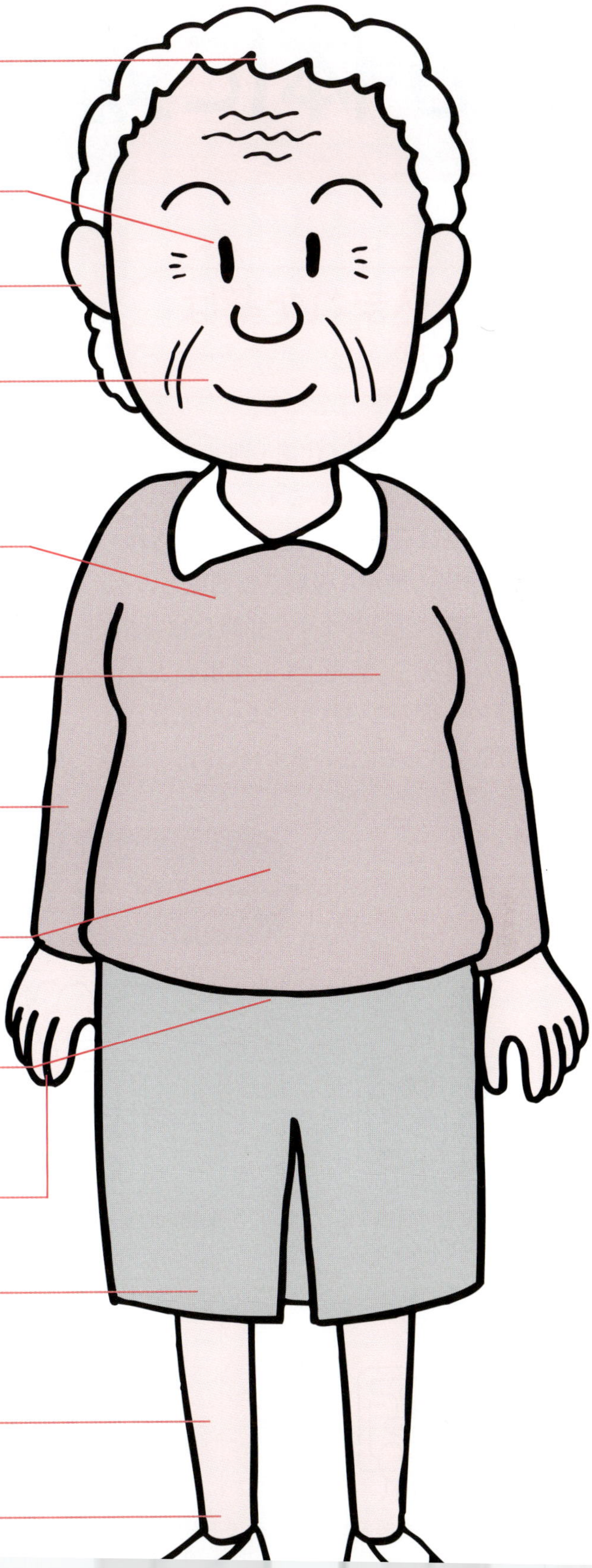

脳
記憶力が低下する
意欲が低下する

目
視力が低下する

耳
聴力が低下する

口
歯が抜ける
噛む力が弱くなる
誤飲・誤嚥を起こしやすくなる

肺
肺活量が低下し、
息切れしやすくなる

心臓
心臓の筋肉が衰え、
血液を送り出す力が低下する

血管
動脈硬化により血管が硬くなる
血圧が高くなる

胃
胃液の分泌が減少し、
消化機能が低下する

腸
腸の運動が低下し、
便秘を起こしやすくなる

皮膚
痛みや温度の感じ方が鈍くなる

骨・筋肉
骨がもろくなり、骨折しやすくなる
筋力が衰える

関節
硬くなり、曲がりにくくなる

足

高齢者の体と薬［2］

薬が体に効くしくみ

体に取り込まれた薬はどうなるか

薬の一生は「吸収・分布・代謝・排せつ」の4つのステージから成り立っています。

口から入った薬は食道、胃、小腸へと送られ、大部分の薬は小腸の壁から吸収され門脈という血管を通り、肝臓へ送られます。肝臓には体内に取りこまれた異物を「解毒」する作用があり、吸収された薬の一部がこの作用によって変質し、多くの場合効果を失ってしまいます（代謝）。

一方、代謝をのがれた薬は血液の流れにのって全身へと運ばれ（分布）、目的の臓器や組織に到着して初めて薬としての効果を発揮します。

代謝され効果を失った薬は尿や便、汗などと一緒に体外に出されます（排せつ）。さらに、分布され効果を発揮した薬も再び肝臓に入り、一部が代謝され排せつされます。これが繰り返されて、薬は体内から消えていきます。

この「薬の一生」は薬によってさまざまで、早く吸収されて早く効果を発揮するものもあれば、じっくり吸収されて長く効果を発揮するものもあります。

薬の一生

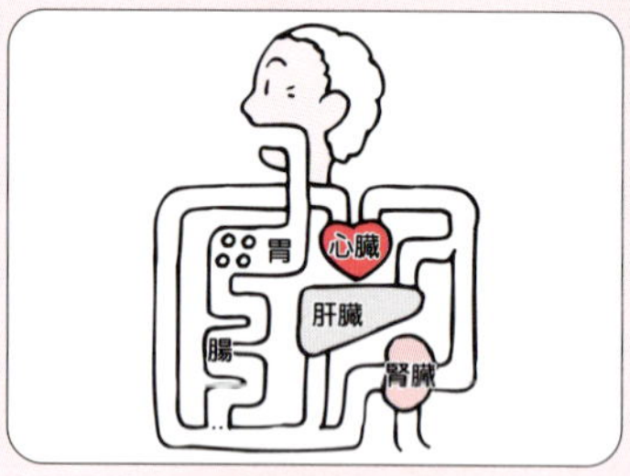

①口から飲んだ薬は食道を通り、まず胃に入ります。

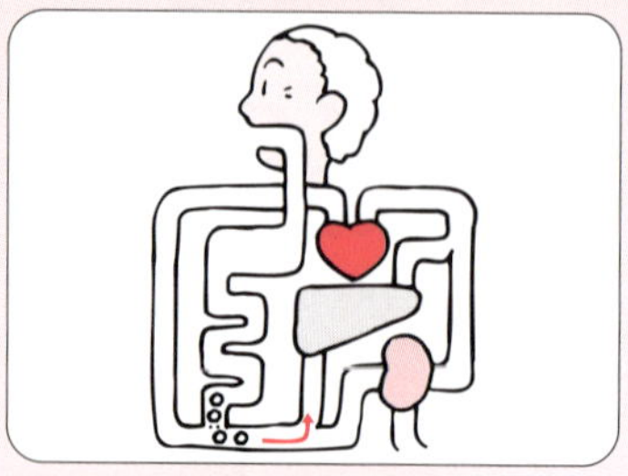
②腸の内壁から薬は吸収されます。

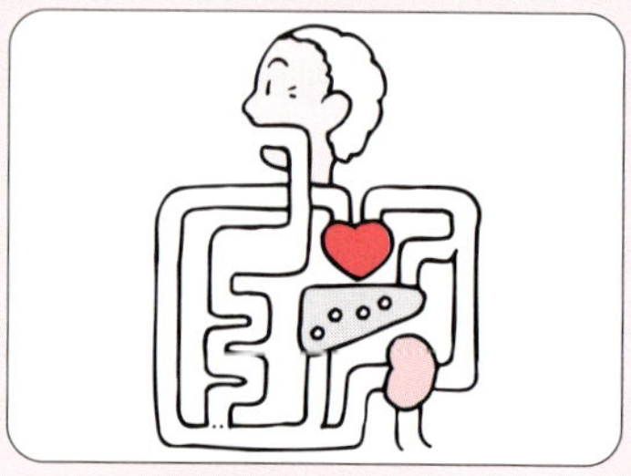
③薬は肝臓を通って…

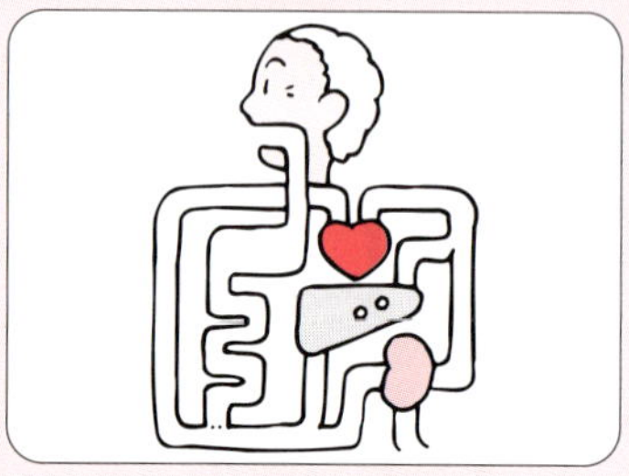
④肝臓で一部代謝、分解されます。

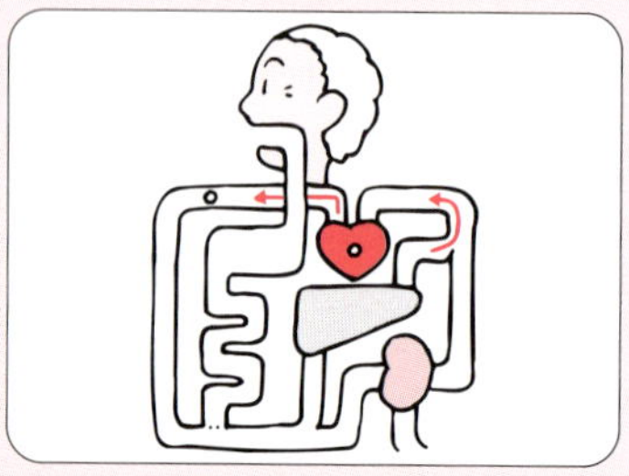
⑤分解されずに残った薬が、心臓を通って、全身をめぐり効果を現します。

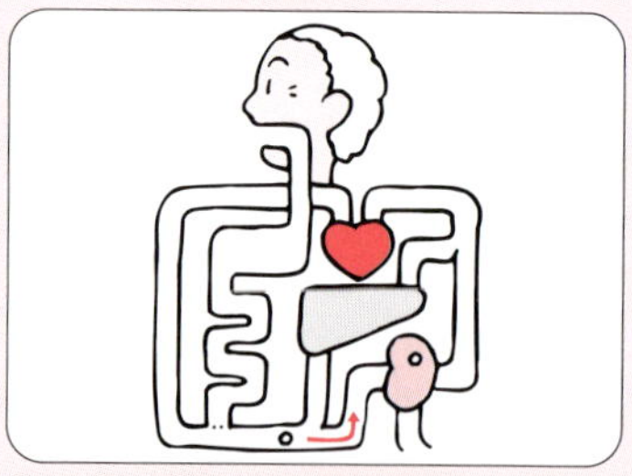
⑥腎臓で薬は、大部分尿として排せつされます。

薬の働き方

薬は吸収されると血液の流れにのっていろいろな組織（心臓・脳など）にひろがり、作用を現す場所に到着します。その場所は、目的によって脳であったり、心臓であったりします。ここから薬の活躍が始まります。

薬が体におよぼす作用を「薬理作用」と呼びます。それぞれの臓器や組織には薬が作用する場所（作用点）があり、薬はこの作用点に働くことで効き目を現すのです。

薬が効果を現すためには

作用点で薬が効き目を発揮するには、ある一定の量の薬が供給されている必要があり、その量を「薬の有効量」と呼びます。

薬の飲み方はこの有効量を保てるように考えられています。たとえば1日3回と決められた薬を１回しか飲まないと有効量が保てないため、効果が得られません。逆に、一度に2回分を飲んでしまった場合は、有効量を超えてしまい、期待しない作用や中毒症状が現れやすくなります。

ですから、薬は決められた量と回数を守って使うことが大切なのです。

薬の血中濃度の変化［1日3回毎食後1錠服用の場合］

無効になる前に薬を飲むと、有効量を保てます。飲み忘れると無効量になってしまいます。
決められた量より多く飲むと過剰量になり、副作用が出やすくなります。

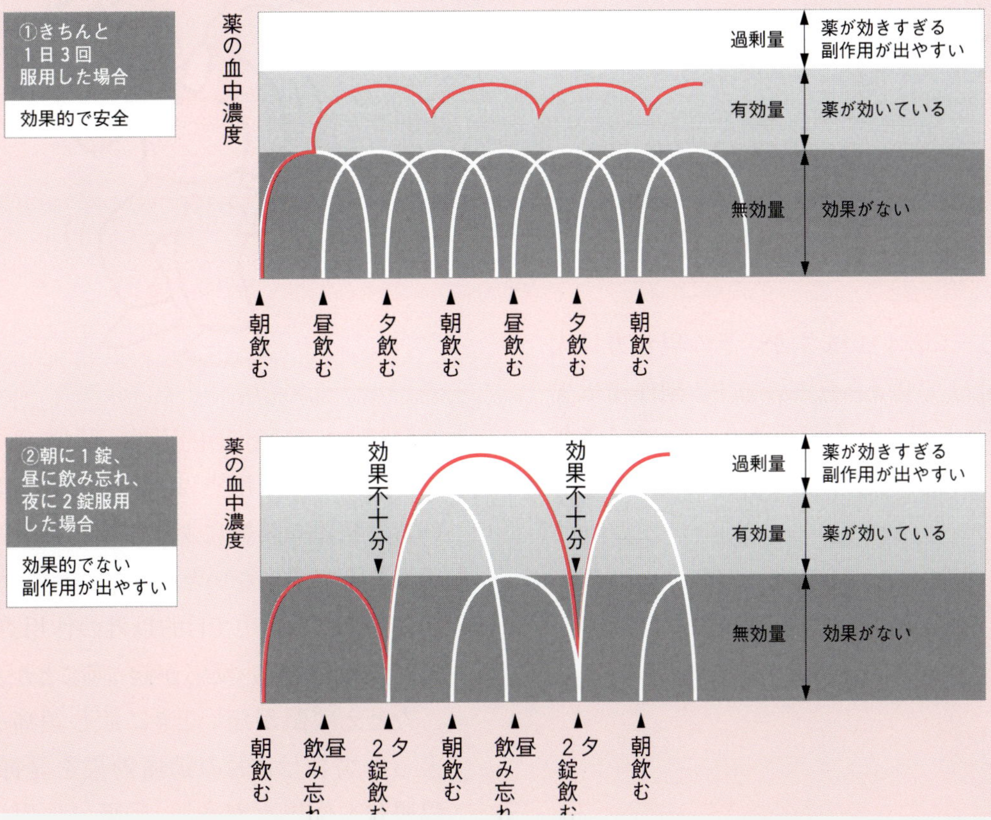

高齢者の体と薬［3］

薬の作用 ①主作用と副作用

薬の「主作用」「副作用」とは？

「薬理作用」には「主作用」と「副作用」という考え方があります。

主作用とは、治療の目的にあった薬の作用のことです。一方、副作用とは、主作用以外の薬の作用のことをさします。

よく「副作用のない薬はあるのでしょうか」と尋ねられますが、いまのところ副作用のまったくない薬というのはありません。しかし、薬と上手に付き合うことで薬の副作用の可能性を最小限にとどめることはできます。

薬の副作用はどうして起こるのか

副作用と一口にいいますが、その現れ方は大きく3つに分けて考えられています。副作用はすぐにはっきり予想される変化から、まったく予想外のものまで、薬の種類によってさまざまです。

①目的とする作用が強く現れてしまう場合

たとえば、「高血圧の薬を飲んだら低血圧になってしまった」など、期待していた薬の効果が予想以上に強く出てしまうことがあります。これは薬の量が多かったり、肝臓・腎臓での薬の代謝・排せつ機能が低下していたり、または薬に対する感受性が高い場合に起こります。さらに、薬同士の相互作用によって薬の効果が強められて起こる場合もあります。

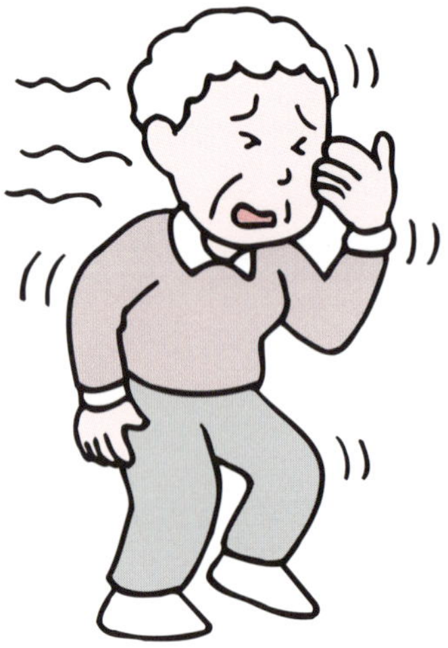

②目的としない作用が現れてしまう場合

1つの薬の作用点は1カ所だけではなく、いろいろな臓器や組織にあります。すなわち、薬の作用は1種類ではないということです。ですから薬が体をめぐる途中で目的以外の作用点に働くことで、本来望まない反応が起こることがあります。

たとえば頭が痛いときに飲む鎮痛薬は、脳に入った場合は目的の鎮痛効果を発揮しますが、胃腸にも作用点があり、胃腸に作用した場合は胃腸障害という副作用となります。

③薬に対するアレルギー反応による場合

もともと薬は体にとっては「異物」です。そのため、薬が体に入ったときに、「異物」から体を守ろうとする反応が起こるのです。これが「アレルギー反応」です。

発疹や発熱から、腎臓・肝臓機能障害や貧血といったものまでさまざまな反応が起こります。

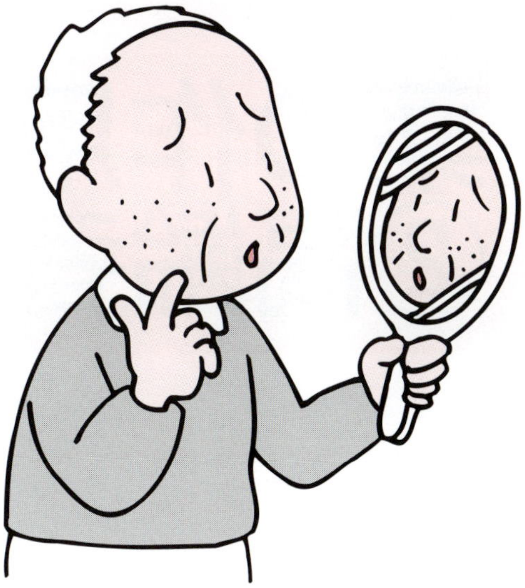

副作用は判断がむずかしい

副作用の現れ方は、たとえば、肝臓や腎臓などの機能に障害をもっている人と、正常な機能をもつ人では、まったく異なります。しかも、薬の種類によっては、強い副作用が現れやすい臓器と現れにくい臓器があります。

また、症状として現れる「めまいがする」「だるい」「口が渇く」「食欲が落ちた」などの訴えは、病気そのものの症状でもあり、薬の副作用の場合もありますので、症状を分析することはむずかしく、複雑です。

高齢者では、薬による幻覚や妄想が現れることも、けっしてまれなことではありません。

また、薬の副作用として現れる症状が、病気と誤診されることも少なくありません。そのため、副作用として現れた症状に対して、今までの薬に加えて別の薬が投与されることもあります。

薬は、本来の作用や効果がうまく発揮されることが理想的ですが、多くの薬はそのようにうまい具合にはいきません。

特に、薬の作用の仕方は個人差が大きいために、余分な作用である副作用を完全に避けることはどうしてもむずかしくなります。

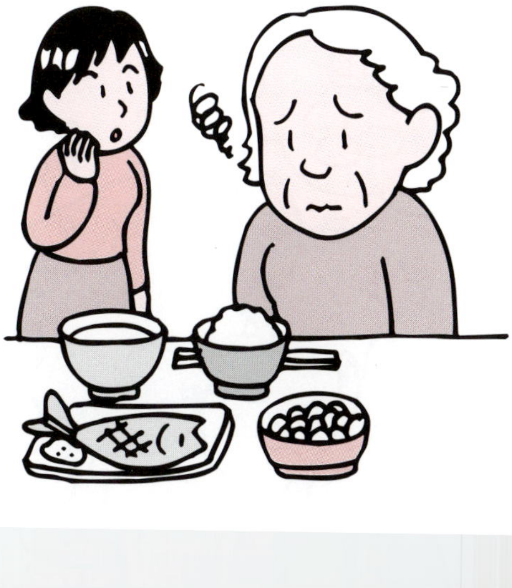

高齢者の体と薬［3］

薬の作用 ②高齢者と副作用

なぜ高齢者は副作用が出やすいか

高齢者に副作用が出やすい理由は以下のように分けられます。

①肝臓・腎臓の機能が低下するため

肝臓は薬を分解・処理し、腎臓は薬を体外に排せつする機能をもっています。どちらも薬の効果を左右する重要な器官です。

一般的に腎臓や肝臓を流れる血液の量は、年をとればとるほど低下するといわれます。さらに、肝臓や腎臓の細胞数が減少し、機能が低下します（➡ P10）。ですから、若い人と同じ量の薬を飲んでも、高齢者の場合、薬の作用が長く続き、体内に蓄積しやすくなります。

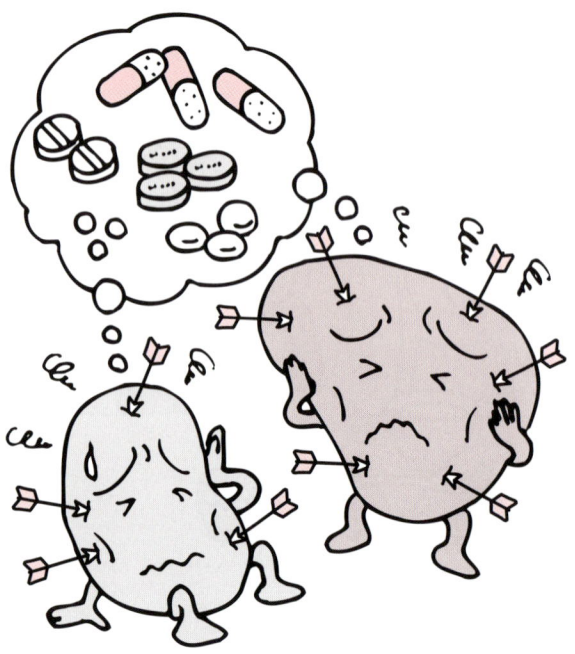

②複数の薬を併用するため

高齢者は複数の病気を併せ持つことが多いため、どうしても多種類の薬を飲まざるを得ない場合が生じます。また、その病気が高血圧や糖尿病といった慢性疾患の場合が多く、長い期間薬を飲むので、結果として副作用が現れやすくなります。

さらに、何種類かの薬を同時に飲んでいると、薬同士の相互作用で、それぞれの薬が本来もっている作用が強くなることもあります。

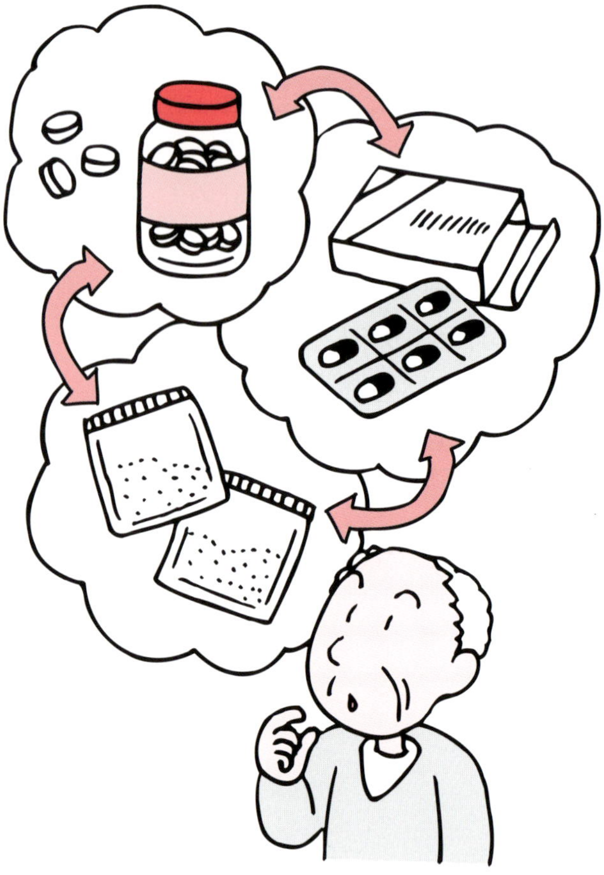

その他に、年をとると脂肪細胞の数が相対的に増えますので、油に溶けやすい薬は脂肪に蓄積されます。ですから、高齢者では薬の効果が強く出やすく、薬が体内にとどまりやすくなります。

さらに、薬を飲んだことを忘れてもう一度飲んでしまって副作用が出るという、高齢者本人の注意力の低下も問題です。

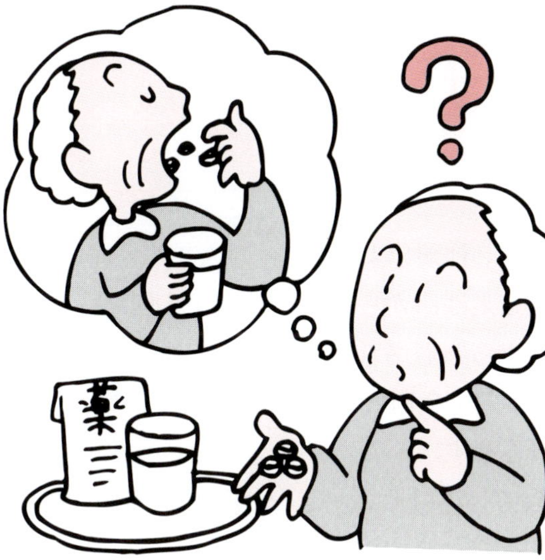

薬が開発される過程とその限界

新しい薬ができるまでには、まず基礎研究や動物実験を行い、「薬の候補」の有効性と安全性を確認します。その後、健康な成人、少数の患者、多数の患者と段階を経て、安全性と有効性を確認します。結果は国（厚生労働省）により審査され、有効性と安全性が確認されると「薬」として承認され、医療の現場で使用されることになります。

しかし、高齢者の体では「個人差をどこまで考慮できるか」ということが問題になります。薬が体内でどのように変化するかを調べる場合、肝臓や腎臓などに障害をもっている人の状態を、薬を実際に使用する前に忠実に再現し検証することは困難といえます。

高齢者の薬物治療は十分な注意を

高齢者に薬を使用するとき、どの薬をどれだけ使うかに医師は十分注意をしなければなりません。

というのも、高齢者の体は若いときに比べて「個人差」が大きく、それぞれの体に入ってどれくらい作用するのか予測することはとてもむずかしいからです。

さらに、一口に高齢者といっても60〜90歳代と幅広く、病気のある人もいれば、ない人もいます。病気の種類もさまざまで、一人ひとりの体の特徴が複雑です。また、同じ病気の人でも、年齢や合併している他の病気などにより薬の量や種類もまったく異なります。

高齢者では薬の副作用が現れやすく、そして個人差が大きいために使用法も個人によって異なるので、高齢者の薬物治療はとてもむずかしいのです。

ですから、医療を提供する側だけでなく、患者側にも「高齢者の薬物治療には注意が必要」という視点を日頃からもち、薬に対して十分注意を払う必要があるのです。

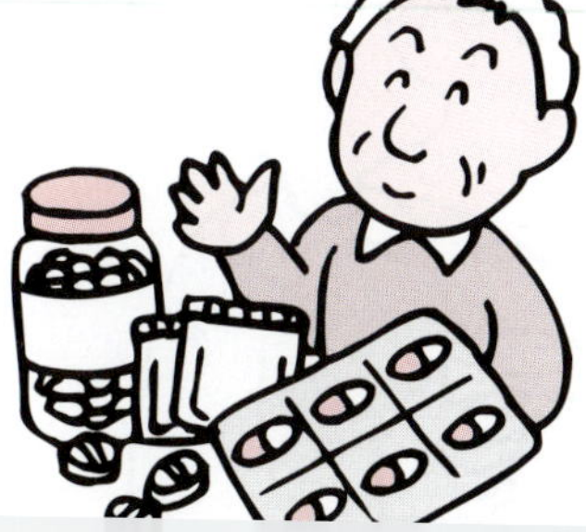

薬の基礎知識［1］

いろいろな薬の形

薬の形が異なる理由

錠剤や散剤、軟膏に貼り薬……。一口に薬といっても形（剤型）はさまざまです。こうした薬の形がたくさんある理由は、薬が効果的に体に吸収されて、効き目がより発揮できるようにと考えた薬の作り手の研究によるものです。

たとえば、同じ成分でも飲み薬と塗り薬の両方の形をもつ薬がありますが、これらは目的に合わせて選び、使われます。また、同じ飲み薬でも、すぐに効く薬とゆっくり長く効く薬とがあり、これも薬の作り手の「工夫」によって可能になったものです。

しかし、飲み方や使い方を間違えると、せっかくの工夫が台無しになったり、ときには思わぬ事故や副作用を起こしてしまうこともあります。

そのようなことが起こらないように、薬の形の意味を理解して適切な使い方をする必要があります。

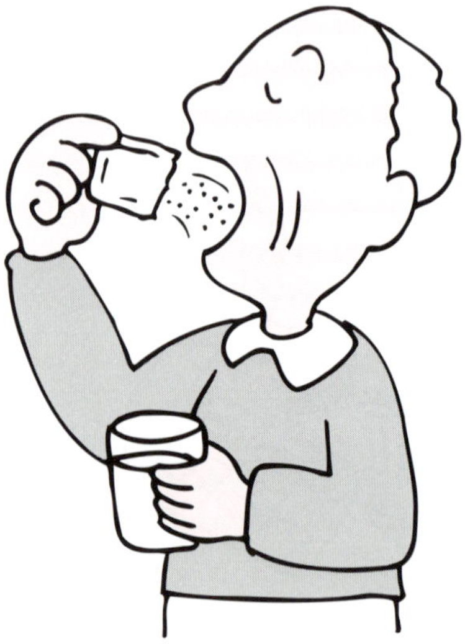

薬はどのように体に入るのか？

薬は、種類によって体への入り方が違います。

たとえば口から飲んだ薬（内服薬）は、胃を通り腸から吸収され、肝臓を経て血液の流れにのり、体の中を回って患部に届くとようやく効き目を発揮します。

一方、注射薬はいきなり皮下や筋肉、血管内に注入されますし、坐薬は肛門や膣に挿入され、腸の粘膜を通して吸収され、効き目を発揮します。

また、塗り薬や点鼻薬のように直接患部に使用できる薬もあります。

薬はこうして体に入ります

内服薬……口から入り、腸で吸収されます。
注射薬……皮膚や筋肉から血管に入ります。
坐　薬……肛門や膣に挿入して、直腸の粘膜から吸収されます。
塗り薬・
点鼻薬……患部に直接使用します。

薬の流れはこのように

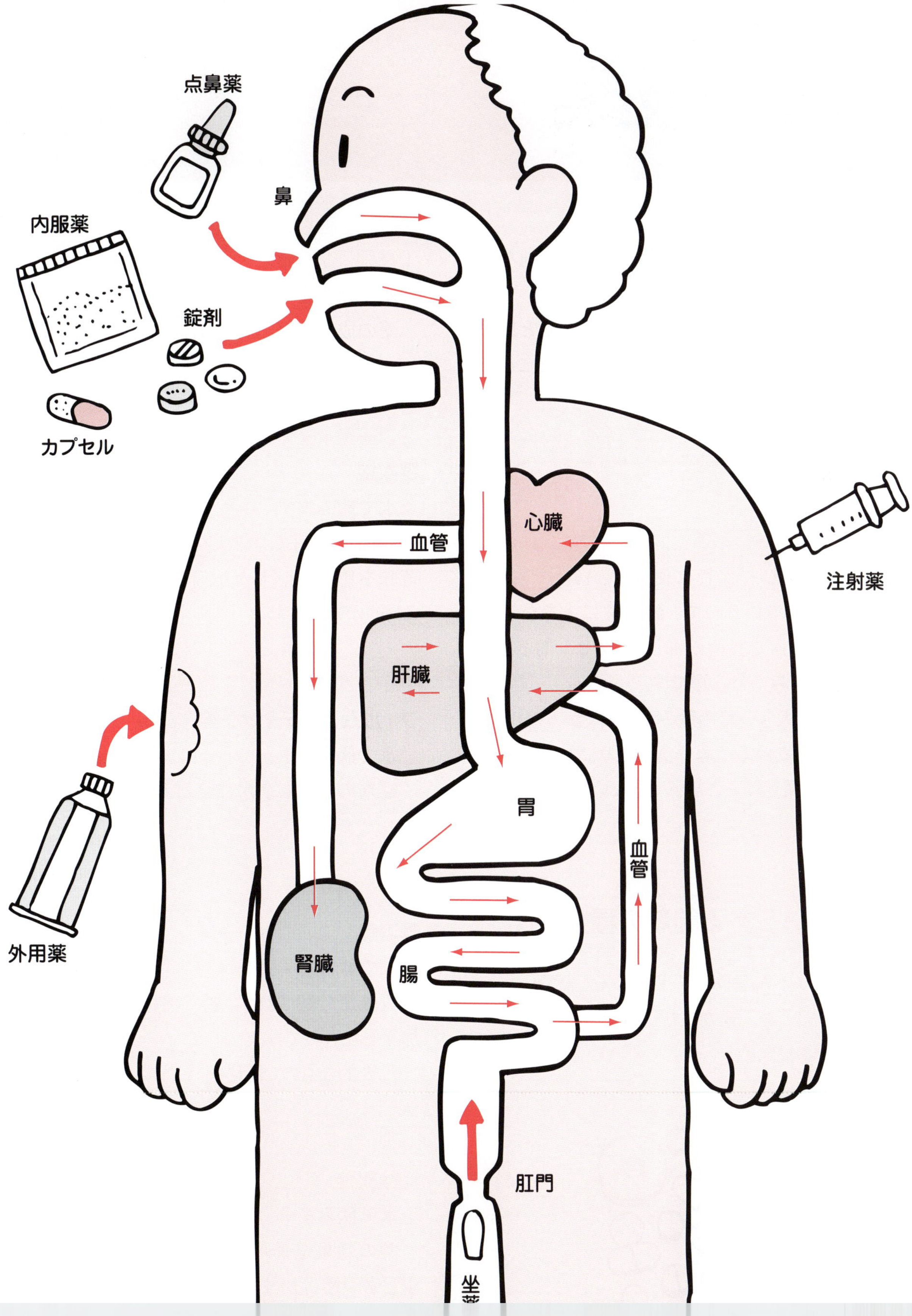

薬の基礎知識［1］

①内服薬

錠剤やカプセル剤、散剤（粉薬）、シロップ剤などの口から飲む薬を「内服薬」と呼びます。

内服薬は、血管に直接投与される注射薬と比べると、ゆっくり、長く薬の効き目を発揮することが特徴です。

錠剤

錠剤は持ち運びや保管に便利で、1錠ずつの量が一定になっているので、飲む量に大きな違いが出ないといった長所があり、カプセル剤とともにもっとも多くみかける形です。

しかし、粒が大きいため飲みこみにくかったり、大きさが決まっているため一人ひとりに対して必要な薬の量を調節することができない、といった欠点もあります。

いろいろある錠剤の種類

見た目はみんな同じに見えても、錠剤にはいろいろと工夫がされていて、それぞれ特徴があります。

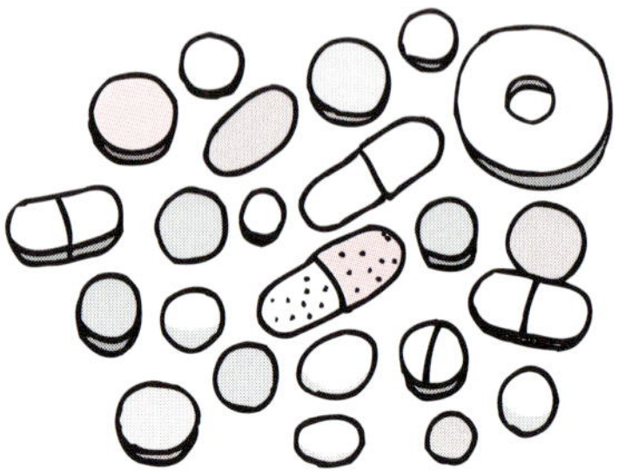

①裸錠

●水で飲みます。

薬の成分を1錠に圧縮したものです。

②コーティング錠

糖衣錠

●水で飲みます。

表面を砂糖でコーティングしたものです。薬の苦味を感じにくくしたり、胃酸で分解されにくくする目的があります。

フィルムコーティング錠

●水で飲みます。

錠剤の表面に、水に溶ける薄い膜をかぶせたものです。

腸溶錠

●水で飲みます。

胃酸で分解されず、腸で溶け吸収されるように加工したものです。

代表的なもの：便秘薬

③徐放錠

●水で飲みます。

薬の効果を長時間持続させるために、成分が少しずつ溶け出すように工夫されたものです。

④多層錠

●水で飲みます。

数種類の成分を一緒に圧縮したものです。

(例)総合胃腸薬

⑤舌下錠

×水で飲んではいけません。

すぐに飲みこまずに「舌の下」で溶かして飲むことで、舌の粘膜から素早く薬の成分を吸収し、いち早く効き目を得られるようにしたものです。飲みこんでしまうと効果がありませんので注意しましょう。

(例)狭心症発作予防薬

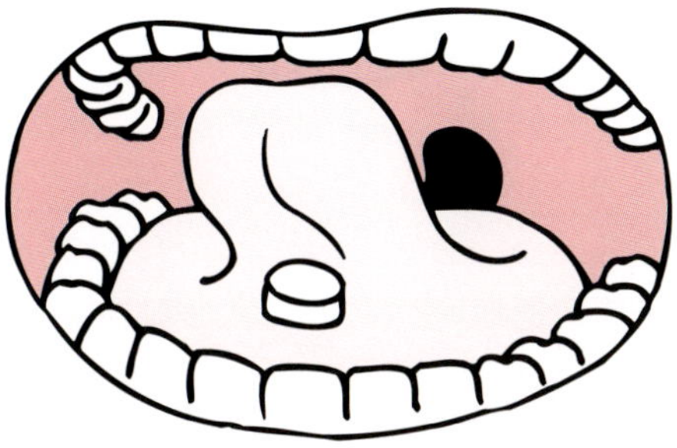

⑥トローチ錠

×水で飲んではいけません。

口の中で徐々に溶かして、口の中や喉などの粘膜を殺菌したり消毒します。噛み砕いたり飲みこんだりせずに、溶けるまでゆっくりと口の中に長時間含むことがポイントです。

しかし、万一途中で飲み込んでしまっても、特に心配なことはありません。

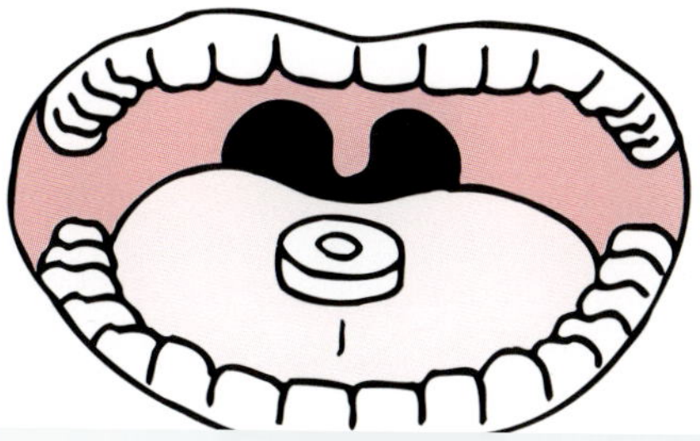

⑦チュアブル錠

×水で飲んではいけません。

水なしで飲む薬です。口の中で噛み砕いたり、なめたりしてゆっくり溶かしながら飲みます。

(例)乗り物酔いの薬、胃粘膜を修復する薬など

⑧バッカル錠

×水で飲んではいけません。

舌の下または歯ぐきと頬の間でゆっくりと溶かし、薬の成分を徐々に吸収させるもので、長い時間作用することを目的としています。噛み砕いたり、そのまま飲みこまないように注意してください。

しかし、万一途中で飲み込んでしまっても、特に心配なことはありません。

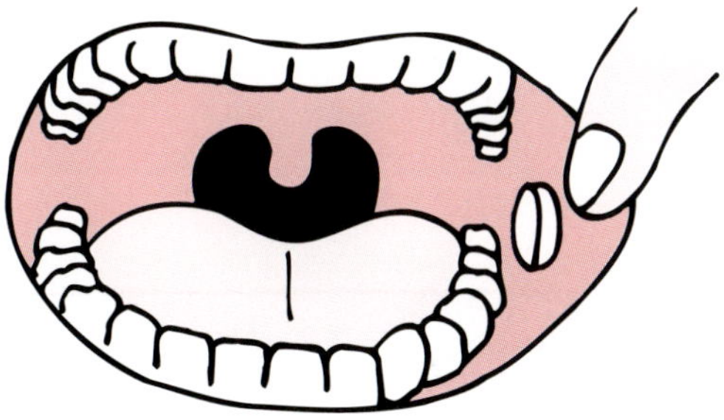

散剤

薬を粉状にしたものです。

散剤の長所は、①錠剤よりも吸収されやすいので効き目がすぐに現れる、②数種類を混ぜて同時に飲める、③一人ひとりに合わせて飲む量を調節できる点です。

欠点としては、①飛び散りやすい、②味を感じやすい、③飲みにくい点です。

なお、散剤が飲みにくい場合はオブラートを使いましょう。オブラートは薬局で買えます。

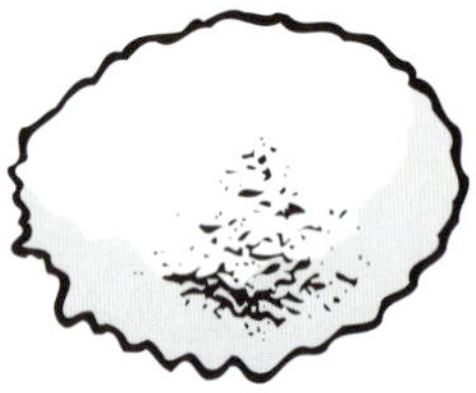

顆粒剤

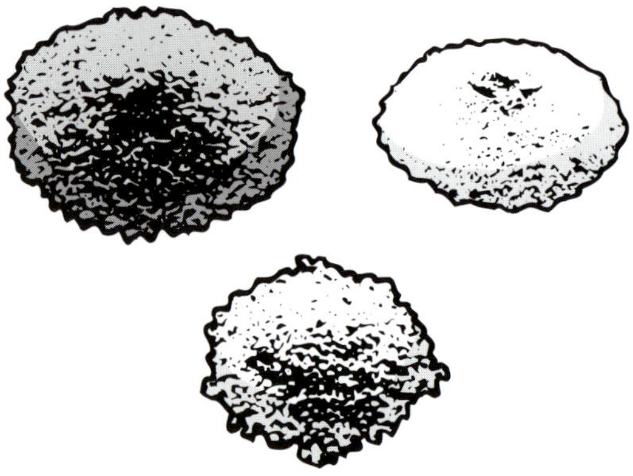

細粒剤

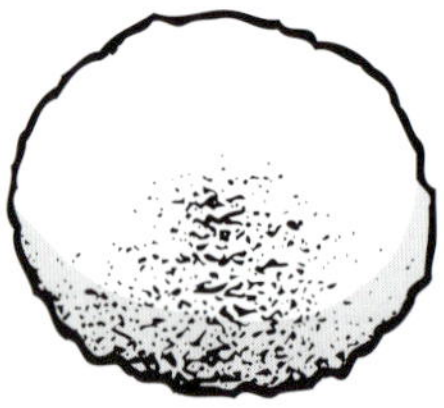

顆粒剤

散剤を小さな粒状にしたものです。

顆粒剤の長所としては、①散剤よりも飲みやすく、②味の悪い薬でもショ糖などでコーティングし、飲みやすくすることが可能、③コーティングの工夫によって胃では溶けずに腸で溶けることも可能な点です。

しかし、コロコロするものが多く、扱いにくいという欠点もあります。

注意

顆粒剤を噛んで飲むと苦味を感じたり、期待した効果が得られません。噛まずにそのままお湯や水で飲んでください。

カプセル剤

ゼラチンなどでできたカプセルに粉末状や顆粒状、液状の薬を詰めたもので、硬カプセルと軟カプセルの2種類があります。

カプセルの中には効果の異なる複数の顆粒を一緒に詰めたり、さらに顆粒がゆっくり溶けることで薬の効き目が長持ちするように工夫されたカプセル剤もあります。

硬カプセル（散剤入り）

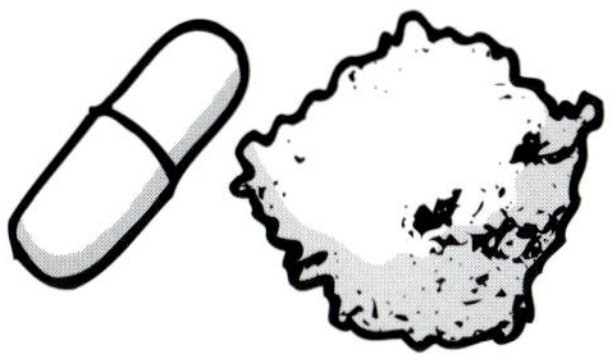

硬カプセル（顆粒入り）

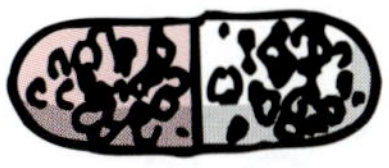

軟カプセル

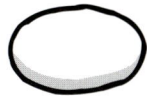

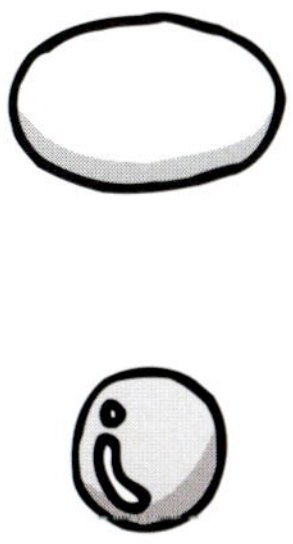

注意

- カプセル剤を飲むとき外側のカプセルを外して飲むと、苦味を感じたり、期待した効き目が得られなくなります。必ずそのまま飲んでください。
- カプセルが飲みにくい場合は、医師や薬剤師に相談しましょう。

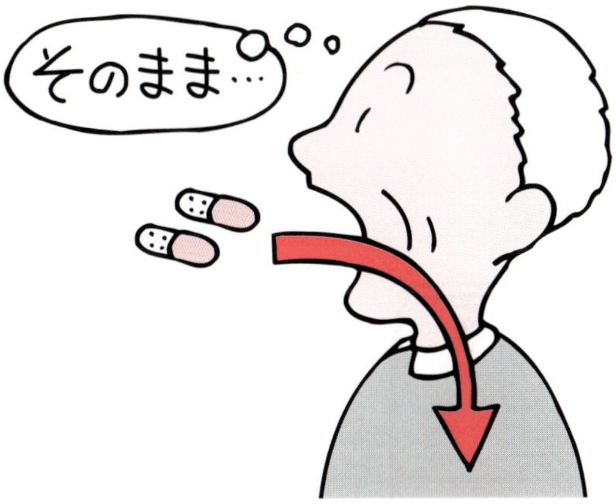

保管方法

- 直射日光が当たらない、涼しい場所に保管します。梅雨や夏になると湿気がこもり気温が上がりますので、きっちりとフタの締まる缶などに乾燥剤を入れて保管することをおすすめします。
- 特に、健胃薬・漢方薬などの散剤は固まりやすいので注意してください。

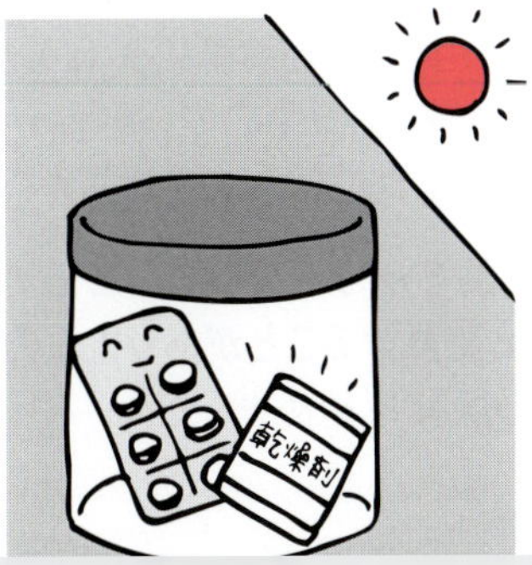

液剤

薬を水やアルコールなどに溶かしたものです。薬の成分が溶けているので、固形の飲み薬に比べると吸収されやすい特徴があります。

飲みやすくするためにショ糖で甘味をつけたり、香りや酸味をつけたりします。シロップ剤や懸濁剤、エリキシル剤、飲むときに水に溶かすドライ・シロップ剤などがあります。

（例）食前に飲む食欲増進薬、胃酸を中和する薬など

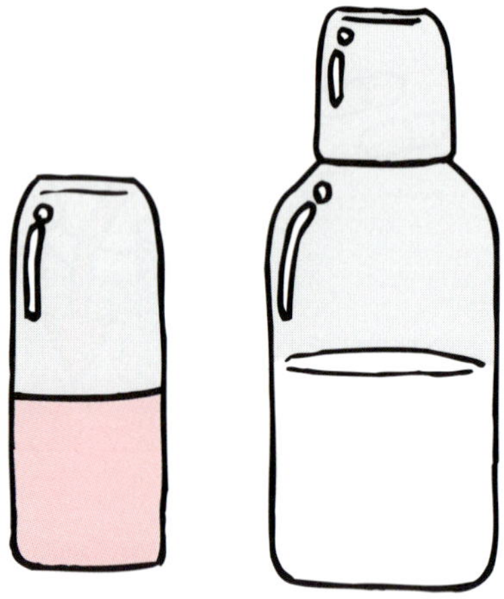

注意

- 液剤の場合、成分が底にたまっていることがありますので、飲む前によく振ってください。
  特に懸濁剤（胃酸を中和する薬）はしっかり振ってください。
- 飲むときは直接瓶から飲まず、必ず付属のカップに飲む量をとってください。
- 液剤は成分が変質しやすく、長期間の保管はできません。古くなった薬は処分しましょう。
- 水薬瓶の口や水薬瓶に付いてくるカップは細菌が繁殖しやすいので、常に清潔に保つように心がけてください。

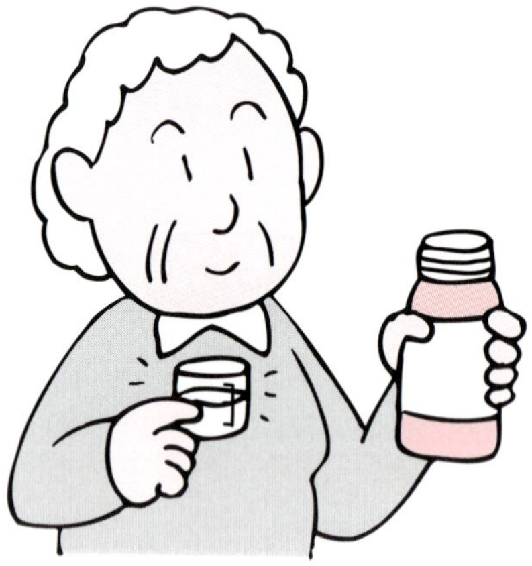

保管方法

- 直射日光を避け、冷蔵庫で保管します。ただし、薬の中には冷蔵庫に入れると固まってしまうものがありますので、薬瓶のラベルに書いてある注意に従って保存してください。
- また、薬を凍らせてしまうと溶かしたときに成分が変質することがありますので、冷凍庫内での保管はやめましょう。

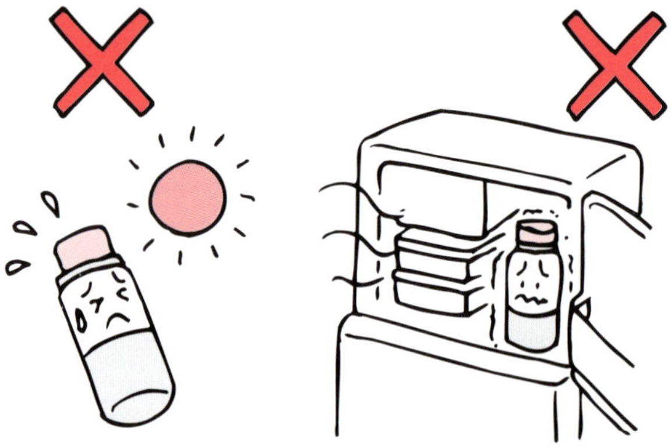

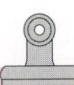

一言メモ

○薬を飲むときは、コップ半分～1杯の水またはぬるま湯（80～150mlくらい）で飲んでください。
「水なしでも飲める」という方もいますが、薬が食道を通る間に止まってしまい、食道を傷つけたり、ひどい場合には潰瘍をつくってしまうことがあります。

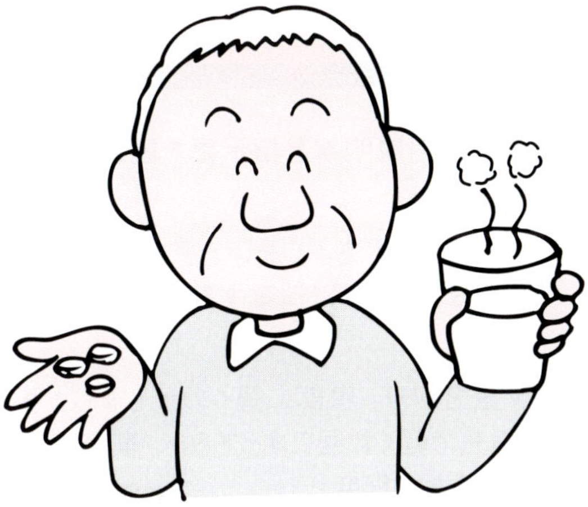

○水以外の飲料（牛乳・お茶・コーヒー・アルコール飲料など）で薬を飲まないでください。こうした飲料で飲むと薬の吸収が悪くなり効き目が悪くなったり、逆に極端に早く吸収されて効きすぎるといった相互作用が現れることもあります（➡P46）。

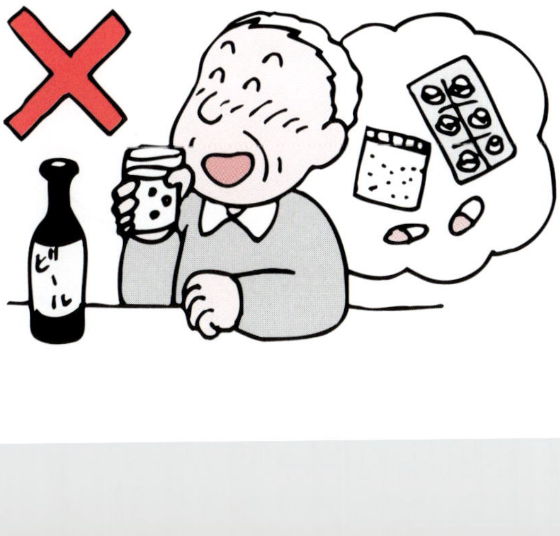

○飲む時間が「食間」や「食前」と指定がある場合は（➡P40）、いつもより多めの水で薬を飲むと胃への負担が少なくてすみます。

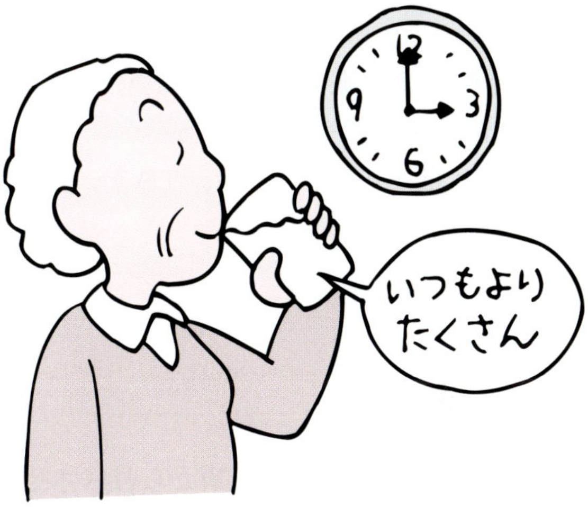

○チュアブル錠（➡P21）など特別の指示がない限り、噛まずに飲んでください。

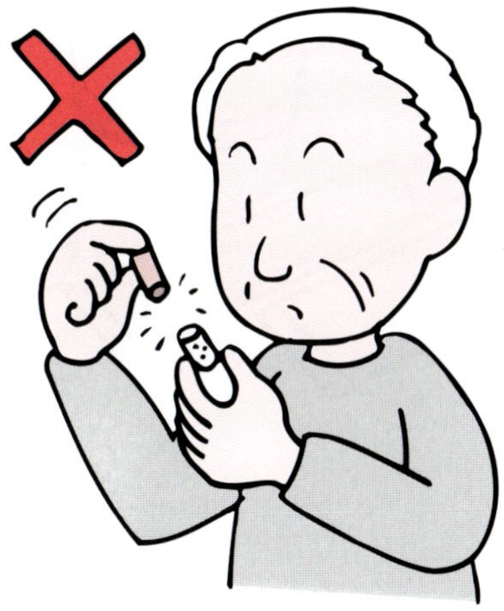

特に徐放錠は噛んでしまうと効果的な治療ができませんので、注意しましょう。
特別な指示がない限り、薬はカプセルを外したり、噛んだりせず、そのまま飲むようにしましょう。

薬の基礎知識［1］

②外用薬

「外用薬」は飲み薬（内服薬）と違い、皮膚など体の外部に直接使う薬です。

外用薬には塗り薬や点眼薬、点鼻薬、坐薬などがあります。

塗り薬

皮膚に直接塗るもので、皮膚から吸収させて効き目を発揮します。軟膏やクリーム、ゲルなどがあります。患部の状態をみながら量の調節ができます。

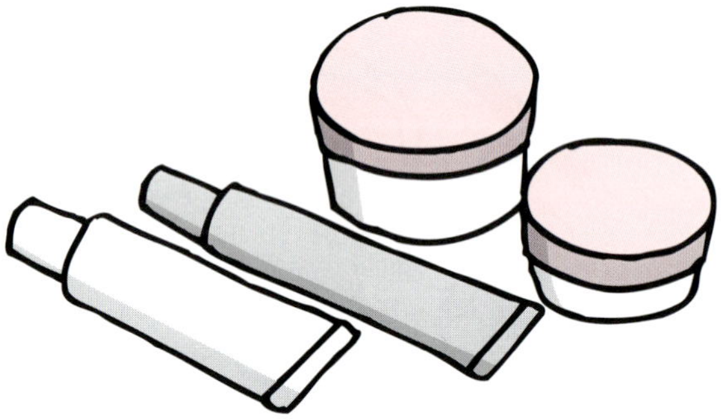

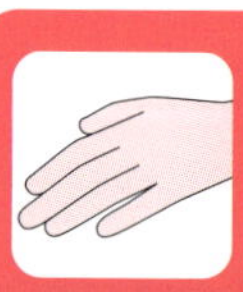

正しい使い方

- 必ず使用説明書と指示書を読みましょう。
- あらかじめ手をよく洗い、患部を清潔にしておきましょう（消毒する必要はありません）。
- 少量を取り、患部に薄くのばしましょう（指先で軽く数回こすってみて、薬が表面に残らない程度）。

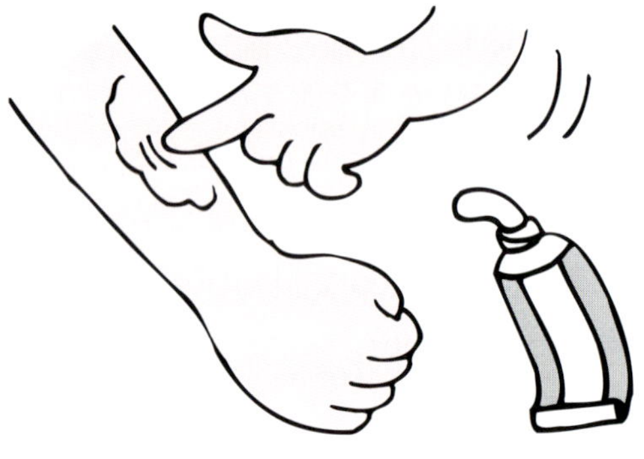

軟膏

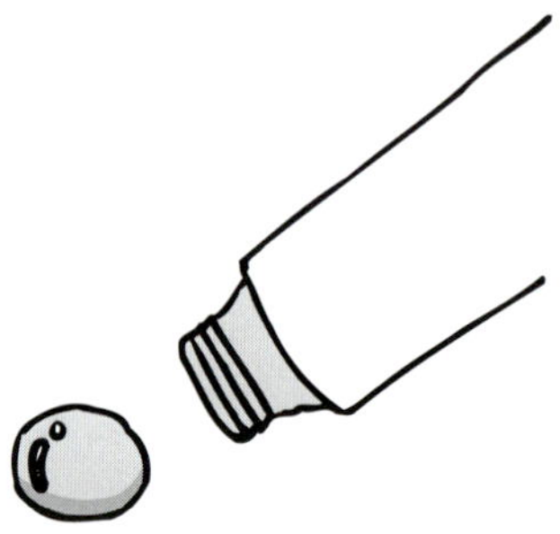

クリーム

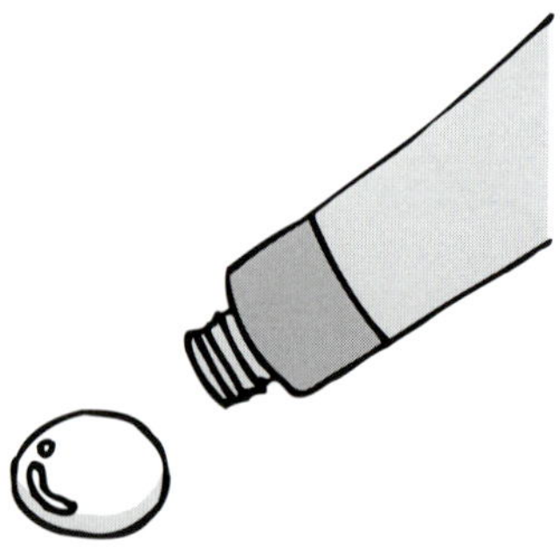

ゲル

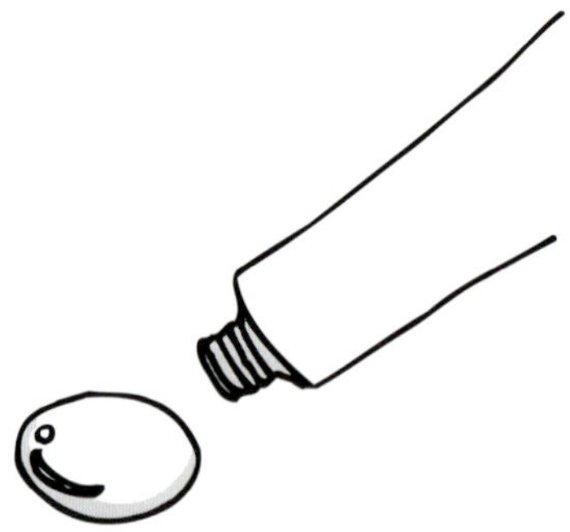

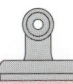

一言メモ

○医師の指示が特にない場合は、一般的には1日に2～3回塗るのが適量です。

○塗り薬は、薄く塗るだけで皮膚に吸収されるようにできています。強く塗り込むとかえって炎症がひどくなることがありますので、注意しましょう。

○『軟膏を貼るように』と指示されることがあります。その場合は次のような方法があります。

①ガーゼの上に軟膏を塗り、ガーゼの周囲に適当な切れ目を入れて患部に貼ります。

②軟膏を患部に塗り、その上からラップでおおい、絆創膏で止めます（ただし、この方法を行う場合は、医師の指示に従ってください）。

○ローション剤を使用する場合は、よく振ってください。

○塗り薬は、軟膏容器に入れて渡される場合があります。これは、薬局でいくつかの成分を症状に合わせて調合したものです。ですから、前に診察してもらったときと症状も容器も同じと思っても内容が違うことがあります。間違えて使用しないように、いらなくなった薬は捨てましょう。

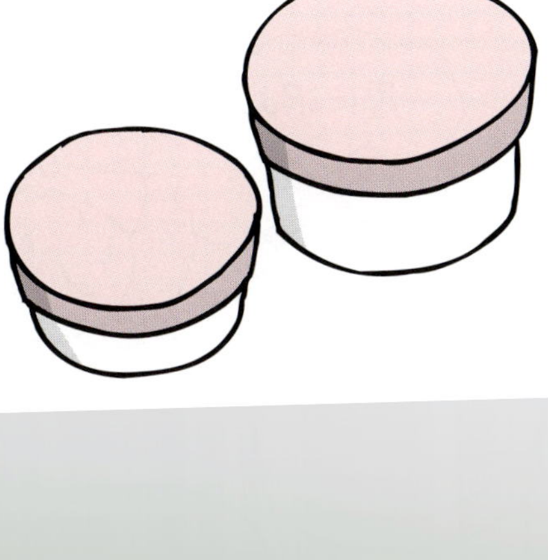

口内炎の塗り薬の使い方

- 手を洗い、指先をきれいにします。
- 口の中をゆすぎます。
- 患部の周囲の水分をティッシュペーパーで吸い取ります（水分があると薬が固まりやすい）。
- 患部をおおうように薬を塗ります。患部が隠れるくらいが適量です。
- 塗った所を舌などでさわると、薬が患部からはがれてしまうので、さわらないように注意しましょう。

保管方法

- 薬の成分が分解したり、変質しないように、容器のフタはしっかり締めて保管しましょう。
- テレビなどの電化製品の上は高温になりやすく、薬が駄目になりやすい場所です。高温にならない場所に保管してください。
- 万一、薬の保管状態が悪く、薬と油分や水分が分離してしまったものは使用しないでください。

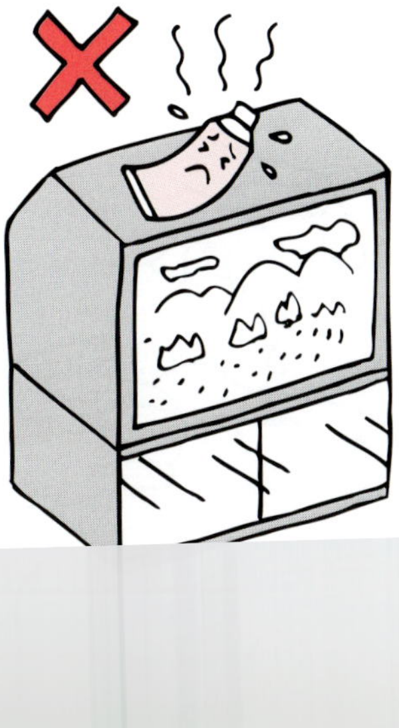

目薬

目薬には、液状の点眼薬と軟膏状の眼軟膏があります。

①点眼薬

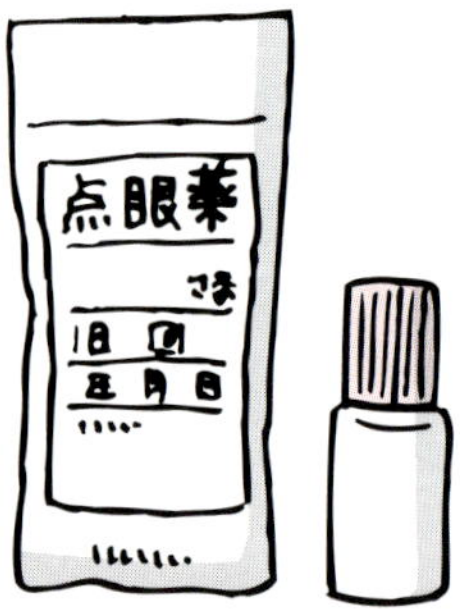

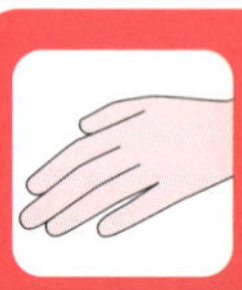

正しい使い方

- 必ず使用説明書と指示書を読みましょう。
- 使用前に手を石鹸でよく洗います。
- 下まぶたを軽く指で引き、容器の先がまぶたやまつげに触れないように注意しながら、特に指示のない場合は1滴落とします（多くても2滴）。
- 点眼したらまぶたを閉じて、そのまままばたきをしないで数秒くらい目を閉じます。

◎このとき、軽く目頭を押さえておくとより効果的です。

◎薬が目から溢れたら、清潔なガーゼやティッシュでふき取ります。

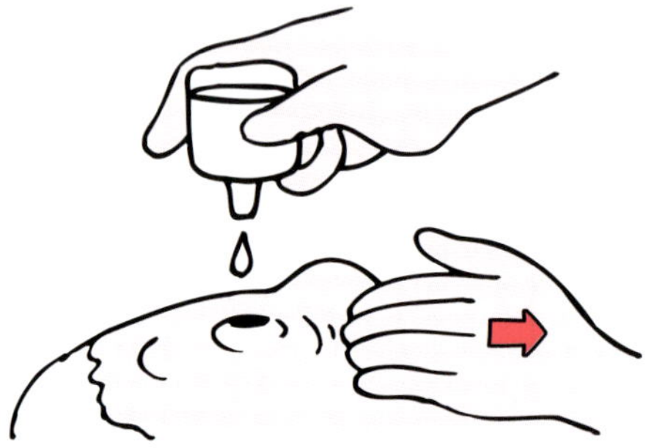

2種類以上の点眼薬を使うときは？

順番を指示されている場合は、指示に従いましょう。特に指示のない場合は、5分くらい間をおいて点眼します。眼軟膏を同時に使用する場合は、眼軟膏を後に使用するようにしましょう。

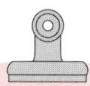

一言メモ

○点眼薬は、一度にたくさん使用したからといって治りが早くなるわけではありません。それよりも1日何回と決められた回数、適量を使用することが大事です。

○懸濁型の点眼薬は成分が底に沈んでいるので、よく振ってから使用してください。また、用時溶解型の点眼薬（固形の薬を添付の溶液に溶かして使う点眼薬）はあらかじめ溶かした状態で保管するのではなく、使用するたびに溶解し、よく振って十分に溶かしてから使用してください。

○コンタクトレンズを付けている方はレンズをはずして点眼し、5～10分ぐらいたってからレンズを着用するようにしましょう（コンタクトレンズをしたままの点眼は、使用説明書等に使用可能と記載されていない限り、行わないほうが良いでしょう）。

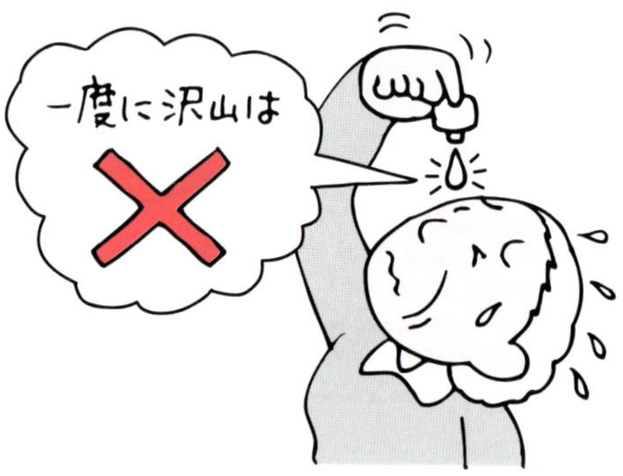

②眼軟膏

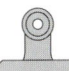

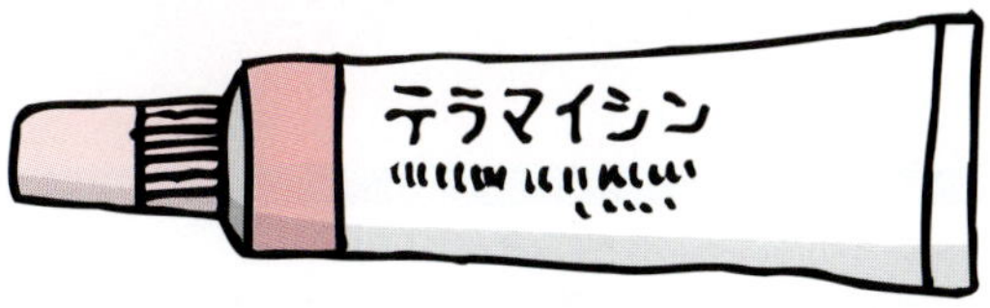

一言メモ

○使い終わったら、チューブの先を清潔なガーゼかティッシュで拭いてからしっかりふたを締めましょう。

○眼軟膏をつけるときは、鏡できちんと確認しながら行うようにします。

正しい使い方

- 必ず使用説明書と指示書を読みましょう。
- 使用前に手を石鹸でよく洗い、チューブの先を清潔なガーゼかティッシュで拭きます。
- 下まぶたを軽く指で引き、チューブの先がまぶたやまつげ、眼球に触れないように注意して、チューブを少し押して下まぶたに薬（普通1cm程度）をつけます。
- まぶたを閉じて、まぶたの上から軽くマッサージします。
- そのまま1～2分間、目を閉じておきます。

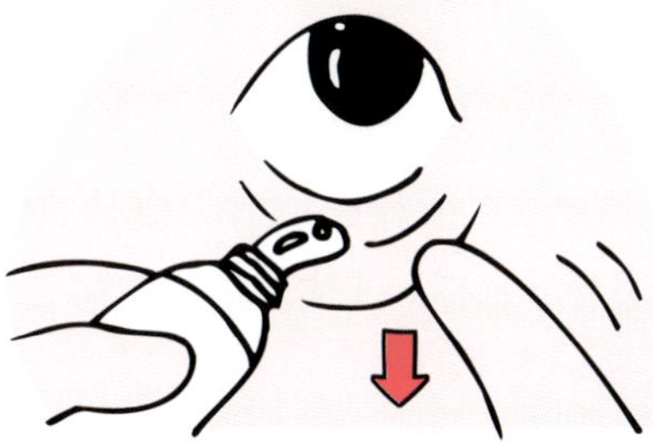

保管方法

- 使用後は薬の液が蒸発してしまったり、細菌が侵入しないようにしっかりふたを締め、付属の袋があれば、きちんと入れて清潔な状態で保管します。
「冷暗所保存」の指示がある場合は、冷蔵庫で保管しますが、冷蔵庫に入れると効果がなくなる薬もありますので、付属の袋や注意書きを確認しましょう。
- 特に保管場所の指示がない場合でも、直射日光は避け、なるべく涼しい場所を選びましょう。
- 他の人に貸してはいけません。
- 使用期限を過ぎたもの、開封後時間のたってしまったもの（1カ月ぐらい）は捨てましょう。
- 容器の似ている薬（点眼薬と水虫薬など）は保管場所を離しておくなど、間違えて使用しないように注意しましょう。

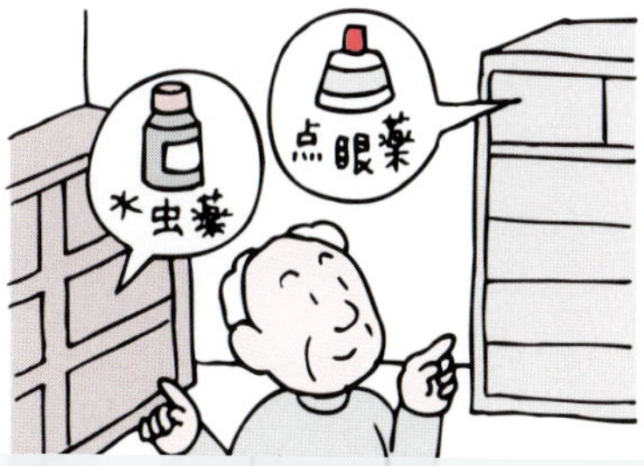

貼り薬

皮膚に貼って使用する薬で、直接患部に貼る局所作用タイプと、貼ったところから吸収され、飲み薬などと同じように血液の流れにのって全身に作用するタイプの2種類があります。

①局所タイプ

シップ薬

痛みや腫れを抑える作用がある成分を配合し、泥状にして、ガーゼや脱脂綿にのばしたものです。患部に直接貼って使います。大きく分けて2種類あり、症状によって使い分けます。

- **冷シップ**

貼ると冷たさを感じるタイプです。主に患部が痛みや熱をもっている場合、捻挫や打撲に使います。

- **温シップ**

患部を温めて、血行をよくする成分(トウガラシエキス)が含まれています。腰痛や肩こり、筋肉痛などに使います。

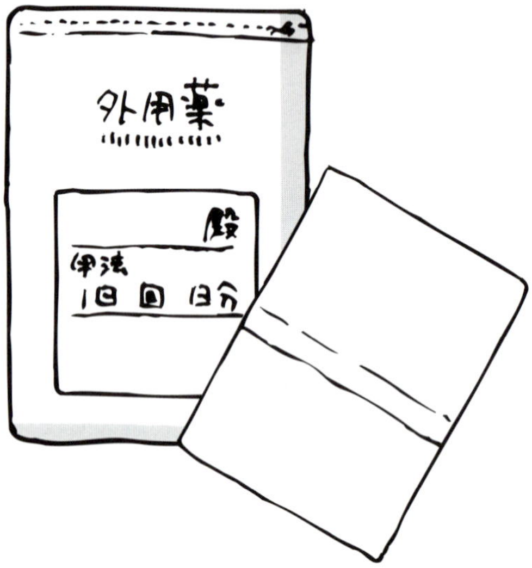

正しい使い方

- 必ず使用説明書と指示書を読みましょう。
- 1日に1～2回貼りかえます。
- 汗や水で濡れている場合は、よく拭いて清潔にしてから貼ります。
- かぶれやすい場合は直接貼らず、まず患部にガーゼをしいて、その上から貼るとよいでしょう。

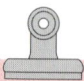

一言メモ

○傷や湿疹がある場所に使用するのは避けてください。
○かぶれたり赤くなったら、すぐに薬の使用を中止し、医師や薬剤師に相談しましょう。
○温シップは入浴の30分以上前にはがし、入浴後すぐに使用することは避けてください。

保管方法

- 直射日光や高温になる場所は避け、開封してあるものは袋の口を折り曲げて、外気に触れないようにします。

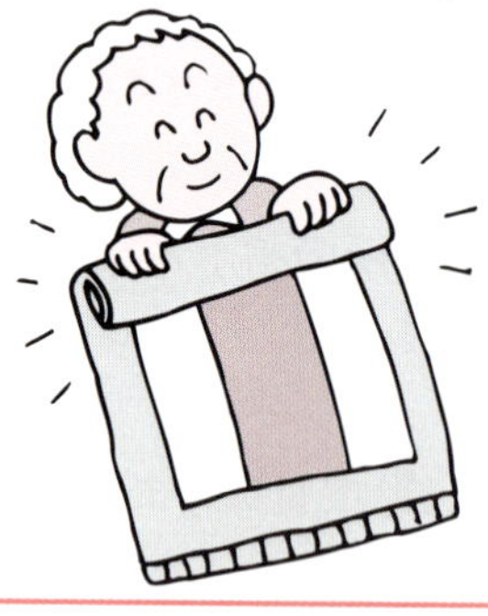

②全身作用タイプ

皮膚や粘膜を通って、血管やリンパ管に入り、全身に作用します。代表的なものには、狭心症の予防・治療薬であるニトログリセリンなどの硝酸薬の貼付剤があります。

正しい使い方

- 必ず使用説明書と指示書を読みましょう。
- 肌がかぶれる場合がありますので、ときどき貼る場所を変えてください。
- 貼る場所は胸、腰、上腕、背部などが適しています。

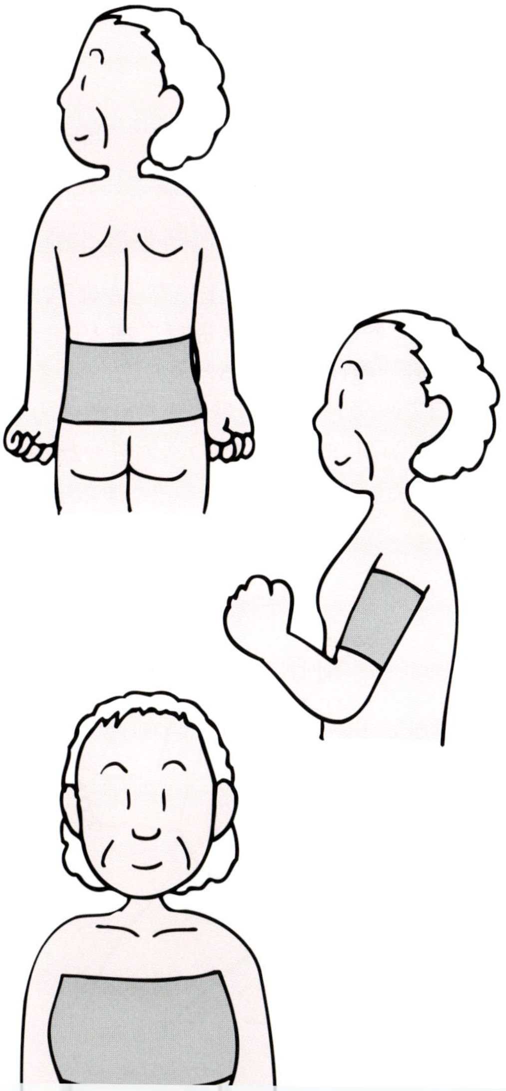

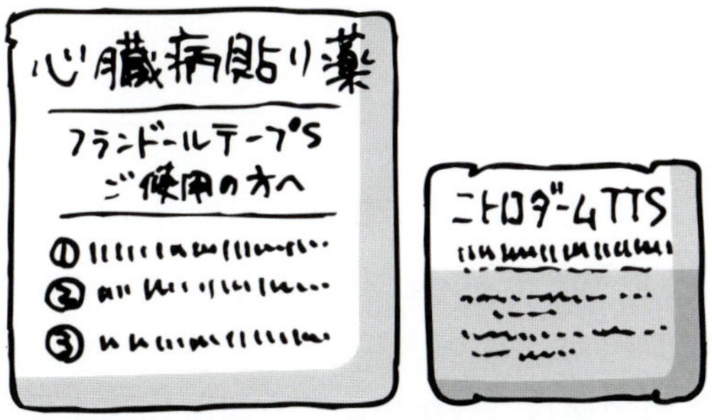

外用液剤

うがい薬（含嗽剤）

のどや口腔を洗浄し、消毒するために使う薬です。

口内炎、抜歯後の傷の治療・感染予防やかぜの予防などで使われます。

正しい使い方

- 必ず使用説明書と指示書を読みましょう。
- 液状タイプは、1～2目盛りの薬をコップ3分の1程度の水で薄めて使用します。
- 帰宅したときや飲食の後など、1日に3～4回ほど使用します。

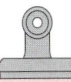

一言メモ

○うがいがうまくできずに、飲みこむことがあります。万一飲んでしまっても、のどに多少の刺激感がありますが、特に問題はありません。

○水で薄めて使う薬は、つくりおきせず、そのつどつくるようにしましょう。

坐薬

肛門や膣へ挿入し、体温や腸内分泌液の水分によって溶かすことで、粘膜から薬の成分を吸収させます。

肛門坐薬は、痔疾患に使う局所作用を目的とするものと、解熱鎮痛薬や制吐薬、抗生物質などの全身作用を目的とするものとがあります。

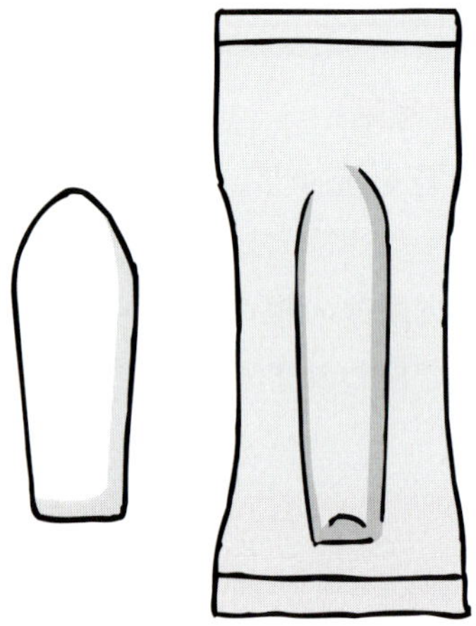

保管方法

- 高温になる場所は避けましょう。特に体温で溶けるようになっている坐薬は、冷蔵庫など冷所で保管しましょう。ただし、湿気を吸いやすい坐薬など、冷蔵庫での保管が適さない坐薬もありますので、添付の説明書などを確認しましょう。
- 軟膏（クリーム）タイプの坐薬は痔の治療で肛門の周囲に塗ったり、肛門に注入して使います。薬を受け取ったときにどのように使用するのか医師や薬剤師に確認しておきましょう。

正しい使い方

- 必ず使用説明書と指示書を読みましょう。
- 排便後、入浴後または就寝前に挿入するようにしましょう。
- 坐薬の先の丸いほうを挿入します。
- 中腰の姿勢で肛門や膣の奥に挿入し、4～5秒くらい押さえてから立ちあがります。
- 挿入しにくい場合は、体温で温めるか、水に濡らしてみましょう。
- 軟らかくなっていたり、溶けていたら、冷蔵庫や20℃以下の水に入れて固めてから使用します。
- 挿入後30分はあまり激しく動かないようにしてください。

介護者が挿入する場合

横向きに寝かせて、上になったほうの足の膝を、おなかまで深く曲げて挿入します。その際、腹圧がかかると入りにくくなるので口で呼吸をし、息を吸うとき肛門の力を抜くようにします。肛門の括約筋が締められるので、坐薬が出てくることはありません。

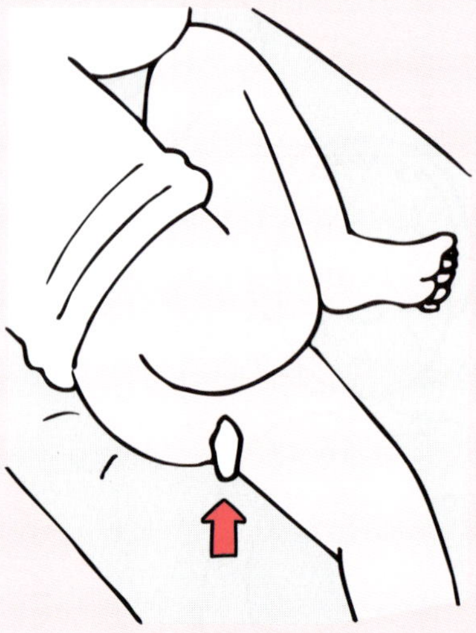

吸入薬(エアゾール剤)

液体の薬を霧状にし、口から吸い込むことで効き目を発揮させる薬です。気管支喘息の発作を抑える薬や治療薬があります。飲み薬と比べて少量でも早く効き、副作用が少ないことが特徴です。

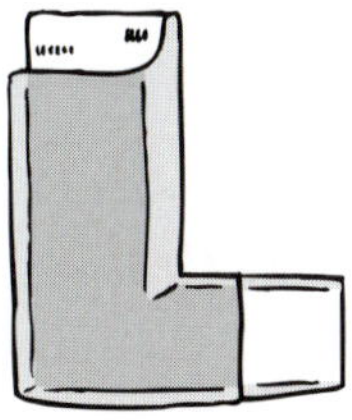

正しい使い方

- 必ず使用説明書と指示書を読みましょう。
- 使用前に容器をよく振ります。
- 息を吐ききってから、ゆっくり薬を吸い込みます。
- 吸入後は数秒息を止めてから、ゆっくりと息を吐きます。

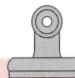

一言メモ

○指示された用法・用量通りに使用しましょう。吸入後は口の中に薬が残ってしまうことがありますので、うがいをするようにしましょう。

○吸入薬を複数使用している場合は使用する順番がありますので、必ず吸入する前に確認しておきましょう。

○吸入がうまくできない場合は、補助器具があり

点鼻薬

鼻の穴に噴霧する薬で、アレルギー性鼻炎や鼻づまりなどの治療薬があります。

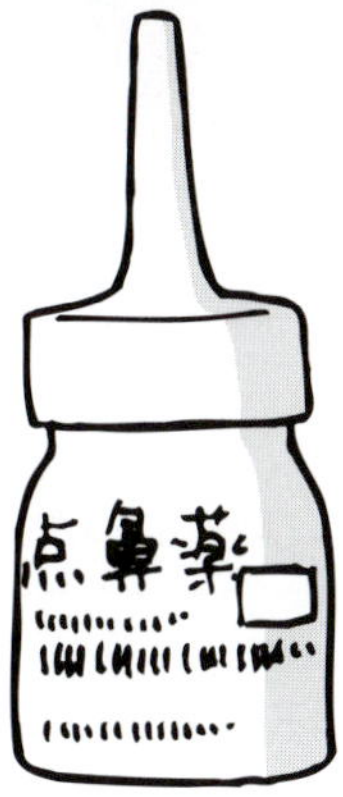

正しい使い方

- 必ず使用説明書や指示書を読みましょう。
- 薬を使用する前に鼻をかんでおきます。
- 容器をよく振ってから使用します。
- 容器を挿入しないほうの鼻の孔を手でふさぎ、息を吸いながら噴霧します。
- 使用後、しばらく頭を後ろに傾けて薬がきちんと鼻の奥に行き渡るようにします。

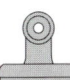

一言メモ

○使用後は、容器の先を拭いてからしまいましょう。

○指示された用法・用量通りに使用しましょう。

○初回使用時は液が出にくいため、数回空噴霧

薬の基礎知識［1］

③注射薬

注射薬が他の薬と違う点は？

内服薬と違い、注射薬は皮内、皮下や筋肉内、血管内に直接薬を注入します。そのため内服薬よりも効き目が出るのが早く、また、胃や腸、肝臓を通らないので、胃や腸で吸収されないものや、分解されやすいもの、肝臓で分解されやすいものなどは注射薬にすると効き目が高くなります。

また、嚥下困難などの理由で、口から食べることが不可能な方でも、静脈注射で栄養を補うこともできます。

注射薬の大きな特徴として、糖尿病の治療でインスリンを自分で注射する場合など特殊な例を除いては、ほとんどの場合が医師や看護師が使用するもので、本人や家族が扱うことはまずありませんでした。しかし、最近では在宅医療などで目にする機会が多くなっています。

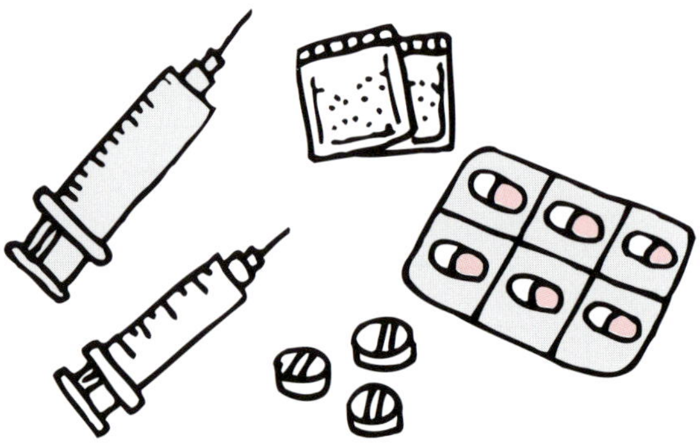

在宅医療での注射薬の役割

在宅医療の進歩で、これまで入院中にしかできなかった治療も、在宅でもできるようになりました。栄養補給（中心静脈栄養）や、飲み薬では効かないような痛みに対する注射薬の使用は、在宅で治療を受ける高齢者のQOL（生活の質）の向上に大きく貢献していて、これからもますます注射薬の役割は大きくなると思われます。

注意

注射薬を使うと、一時的に症状がよくなります。そこで患者さんの中には「よくなった」と思って、医師から処方されている薬を飲まなくなる方がいます。

しかし、注射薬の効果は一時的なもので、飲み薬とは目的が違います。飲み薬を飲まなくなったことで、症状がぶり返すこともありますので、飲み薬（内服薬）が出ている場合は指示通りにきちんと飲み続けましょう。

薬の即効性vs持続性

薬は、どのように投与されるかで薬の吸収速度や持続力に違いがあります。吸収の速い（即効性の高い）順から挙げると、①静脈注射、②吸入薬、③筋肉注射、④皮下注射、⑤内服薬となっており、逆に持続性の高い順は⑤→①です。

ですから、同じ成分の薬でも注射にしたり錠剤にしたりと、患者さんの状況に合わせて薬の投与方法が選ばれているのです。

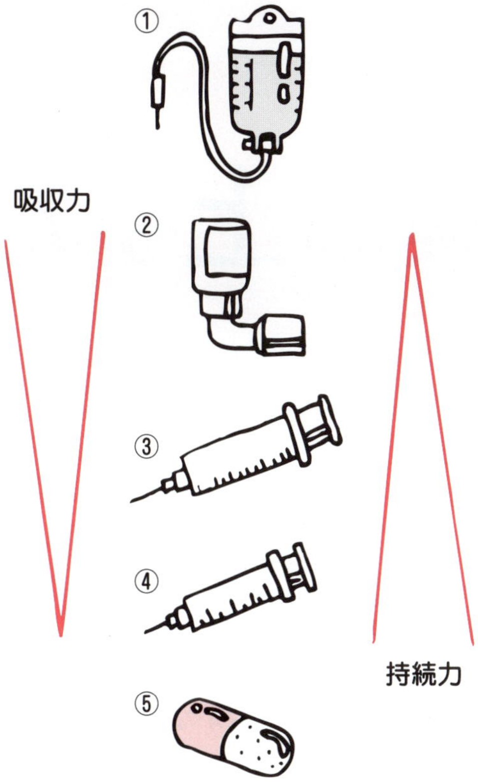

さまざまな場面で活躍する薬

検査から診断、治療そして予防まで、高齢者が受ける医療行為において、薬はさまざまな場面で登場しますが、それぞれ目的によって次のように分けられています。

①対症療法薬—症状をやわらげる

解熱薬、鎮痛薬など、熱を下げたり痛みをやわらげたりといった病気の症状をやわらげるために使われます。

私たちは頭が痛いとき、鎮痛薬を飲みますが、この場合「頭が痛い」という症状は抑えますが、頭痛を起こしている原因を取り除くことはできません。

②原因療法薬—原因を取り除く

抗生物質や抗真菌（カビ）薬などによって、病気を起こしている原因そのものを取り除くために使われます。水虫には抗真菌薬を使用しますが､この場合水虫の原因であるカビを殺し、それでかゆみも止まります。

③予防薬—病気を予防する

インフルエンザワクチン、B型肝炎ワクチンなど、病気の予防のために使われます。

その他に、栄養補給や水分補給など、生命の維持に欠かせない成分の補給に使われる輸液類、血管造影薬や麻酔薬、消毒薬などの診断・検査そして手術の補助に使われる薬などがあります。

薬の基礎知識［2］

薬の上手な保管方法

意外な盲点、薬の保管方法

どのように薬を保管するかは、とても重要な問題です。ときには保管方法が悪かったために薬の成分が変質し、薬の効き目がなくなることもあります。そうなってしまっては、いくら用法・用量を守って正しく使っていても何にもなりません。

ですから、薬を安全で効果的に服用するためには、薬を正しく保管すること、そして必要になったときにはいつでも使える状態にしておくことが必要です。

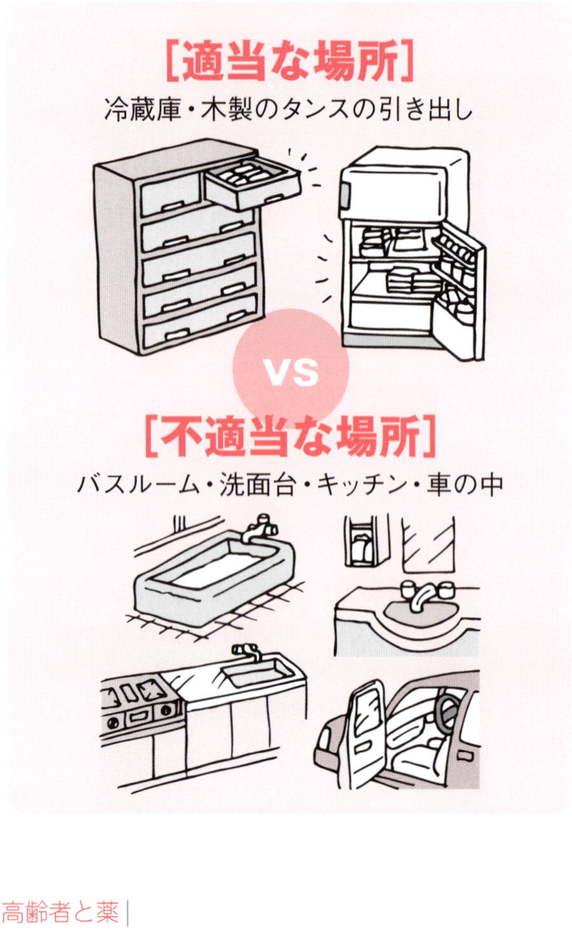

[適当な場所]
冷蔵庫・木製のタンスの引き出し
VS
[不適当な場所]
バスルーム・洗面台・キッチン・車の中

薬の「3つの敵」

薬を保管するときに特に気をつけなければならないことは「湿度」「温度」「光」です。というのも、この3つが薬にとって最大の「敵」だからです。

ですから、薬を保管するときは、なるべくこの3つの影響を受けないような場所を選ぶのが原則で、適しているのは「暗く(遮光性が高い)、涼しく、乾燥した場所」です。

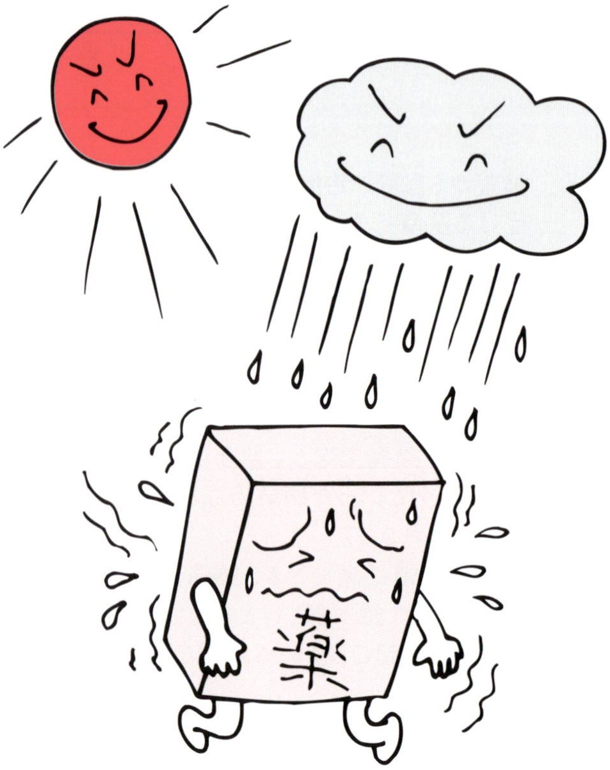

一言メモ

○薬を冷蔵庫で保管する場合、食品などの薬以外の物とは区別しておきましょう。また、飲み薬と外用薬は別々にしておきましょう。

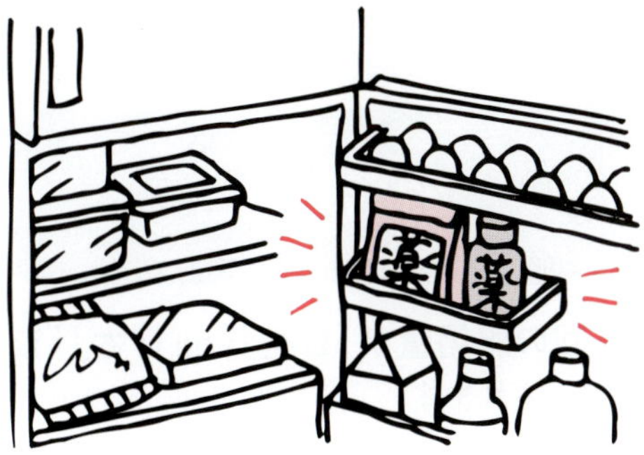

○病院や薬局でもらう薬で、特に保管に注意が必要な場合には、薬袋に記載されていたり注意書きが同封されていますので、必ず守るようにしましょう。

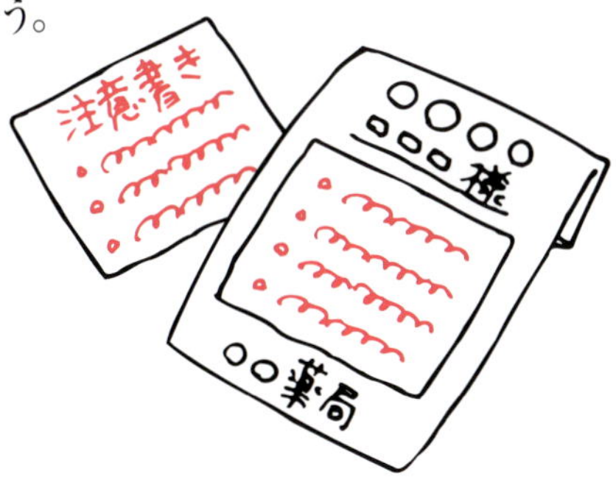

○家に置いてある救急箱は定期的にチェックをしましょう。その際、古くなっている薬や使いかけで前回使ってからかなり間があいてしまった薬などは捨てて、新しいものを補充するなど、いつ薬が必要になっても大丈夫なようにしておきましょう。

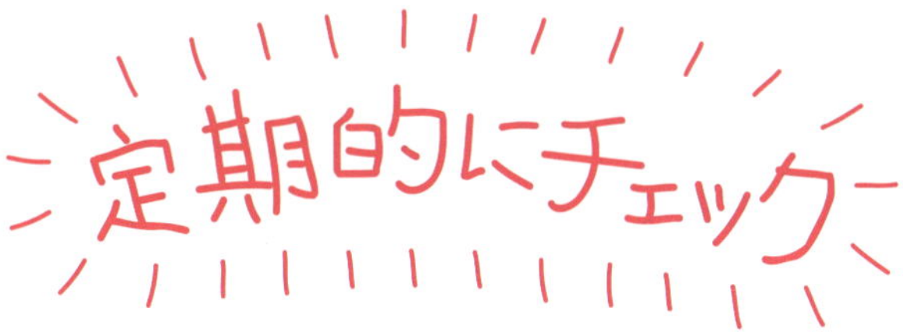

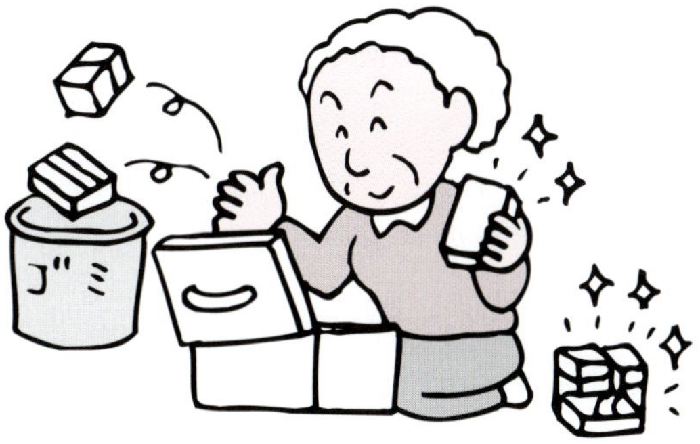

いざというときのための救急箱

これだけはそろえておきましょう

【内服薬】
○総合感冒薬　○解熱鎮痛薬
○胃腸薬　○整腸薬　○便秘薬
○下痢止めの薬

【外用薬】
○湿布薬　○消毒薬
○化膿止めの軟膏

【その他】
○絆創膏　○包帯　○はさみ
○ピンセット　○ガーゼ　○脱脂綿
○綿棒　○体温計

注意

薬についている説明書（添付文書）には大事な情報が書いてありますので、捨てずに一緒に保管しておきましょう。

薬の基礎知識［3］

薬袋の話 ①薬袋の見方

薬袋には情報が満載

当然のことですが、薬は正しく使用することで初めて有効で安全なものになります。ですから、薬は決められた時間に、決められた量を、指示通りに正しく使うことが大切です。

そして、薬を正しく使うための重要な情報源となるのが、薬の入っている袋「薬袋（やくたい）」です。

ここでは薬袋の見方と、記載されている事柄について説明しましょう。

液剤の場合

1回の服用量が「目盛」「ml」「本」「滴」で指示されます。

それぞれラベルの指示に従って使います。

ワンポイントメモ

「目盛・ml」の場合：容器から直接飲まずに、必ず付属の容器やスポイトで指示された分量をとって服用します。

「本」の場合：一度に容器1本分を残さず飲みます。

「滴」の場合：記載されている量（滴数）を、コップ半分程度の水に溶かして飲みます。

①内用薬

服用回数と服用日数
1日に飲む回数と日数です。

服用時間
薬を飲む時間です。この場合は朝、昼、夕の毎食後に飲みます。

医師の指示通り
特別に飲み方について直接医師から指示されている場合は、その指示に従います。

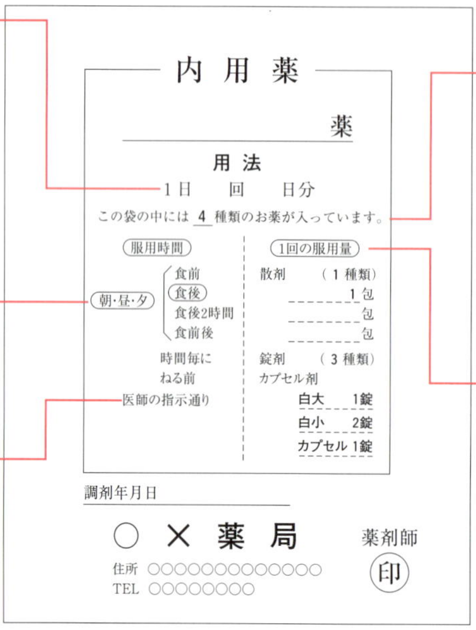

薬の種類
この袋に入っている薬の種類です。

この場合は散剤1種類、錠剤が2種類、カプセル剤が1種類の計4種類です。

1回の服用量
1回に飲む量です。

この場合は、1回に散剤（粉薬）を1包、錠剤を白大を1錠、白小を2錠、カプセル剤を1錠飲みます。

②外用薬

使用回数と使用量
1日に使う回数と使う日数です。ただし、頓用（必要なときに使用する）の場合には使う日数ではなく、使う回数が示されます。

この場合は1回1個の使用で10回分入っています。

痛む時
痛みのあるときに使用します。
◎鎮痛の坐薬は……続けて使用する場合は少なくとも5～6時間は間隔をあけ、1日3回程度にとどめてください。

使用法
坐薬のように使用方法の種類があるときには、その方法が指示されます。

外 用 薬

薬

のんではいけません。

用 法

1日　回　___日分
1回　1個　10回分
発熱時　___時間毎
痛む時　医師の指示通り

点眼（右・左・両）眼
点耳　点鼻　噴霧　吸引（器具在中）
うがい　消毒　検査　冷所保存
肛門内挿入　膣内挿入　暗所保存

調剤年月日

○ × 薬 局
住所 ○○○○○○○○○○○○○
TEL ○○○○○○○○
薬剤師
印

発熱時
通常、体温が38.5℃以上のときに使用します。
◎解熱の坐薬は……続けて使用する場合は、少なくとも5～6時間は間隔をあけてください。

使用後2時間すぎても効き目が見られない場合は、医師・薬剤師に相談してください。

医師の指示通り
特別に使い方について直接医師から指示されている場合は、その指示に従います。

冷所保存
温度の上がりやすい場所に置くとよくない医薬品は、冷蔵庫に保管します。

暗所保存
太陽などの光線によって効き目が弱められる薬は、直射日光や蛍光灯などの光を避けて保管します。

③頓服薬

頓服
1日何回ではなく、必要なときに使用することです。

分量と用法
1回に使用する量と、全部で何回分あるかを示しています。

医師の指示通り
飲み方について直接指示されている場合は、その指示に従いま

頓 服 薬

薬

用 法

1個
1日___包　5回分
内袋の指示通り

発熱時　発作時　眠れない時
痛む時　便秘時　寝る時
医師の指示通り

調剤年月日

○ × 薬 局
住所 ○○○○○○○○○○○○○
TEL ○○○○○○○○
薬剤師
印

使用法
どのような症状や状態になったら使用するかが記載されています。

ここでは痛むときに1回1個ずつ使用します。
◎1日の使用限度を確認しておきましょう。

また、使用してから30分～1時間は様子を見るようにします。

薬の基礎知識［3］

薬袋の話 ②薬の服用時間

薬は、飲む量も大切ですが、同じくらい大切なのが飲む時間です。指示通り飲んでいても、「ちっとも効かない」からといって勝手に回数を増やして飲んだりすると、思わぬ事態にもなりかねません。

では、薬袋に書かれている薬を飲む時間について説明しましょう。

服用時間

①食前

●食事のおよそ30分前のことです。

吐き気止め、食欲増進薬、漢方薬、一部の糖尿病治療薬などがあります。

逆に食前に飲むのが適していないのは、解熱鎮痛薬などの胃壁を傷つける薬です。

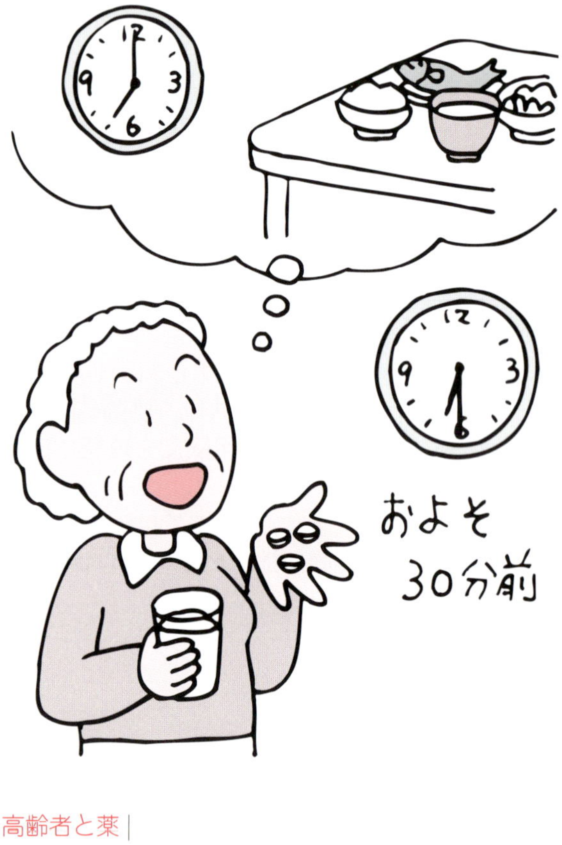

②食後

●食事のおよそ30分後のことです。

ほとんどの薬がこの飲み方をします。食べ物がまだ胃の中に残っているため、胃粘膜への刺激が少なくてすむこと、習慣づけやすく飲み忘れが少なくてすむことが理由です。

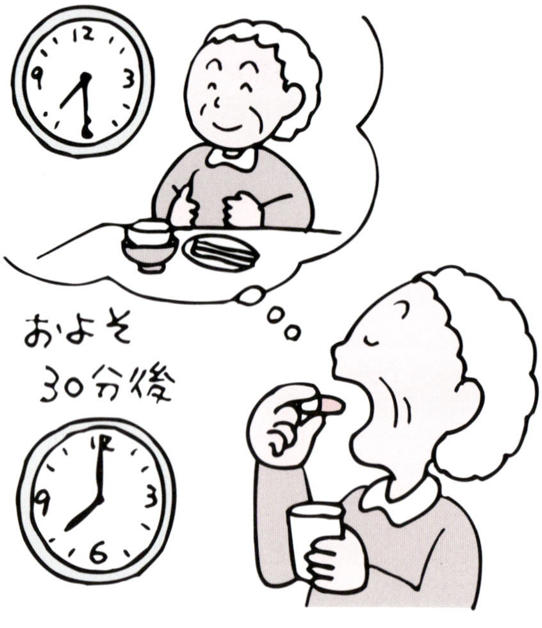

ワンポイントメモ

総合胃腸薬は、食欲増進作用、消化作用、制酸作用のある成分がいくつか配合されています。

ですから、そのときの症状に合わせて、食べすぎの場合は食後に、胃痛、食欲不振には食前や食間などにと上手に飲み分けましょう。

③食間

●食事のおよそ2時間後のことです。

「食後2時間」と書いてあることもあります。このとき胃の中はほとんどからっぽの状態です。

これらの薬には、胃の粘膜を保護するものや、食べ物によって吸収が妨げられるようなものがあります。

もし飲み忘れたときは、気がついたそのときに飲むようにします。

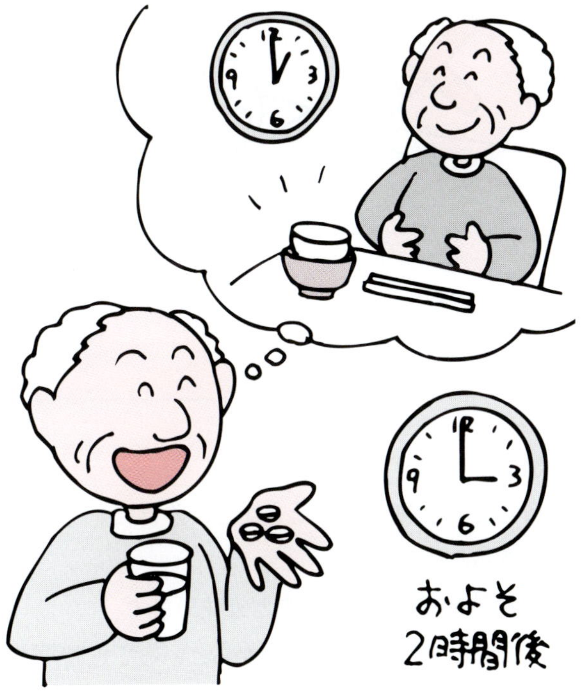
およそ
2時間後

ウソのようなホントの話

食間とは朝食と昼食の間、昼食と夕食の間といった「食事と食事の間」のことで、食事をしながら薬を飲むということではありません。

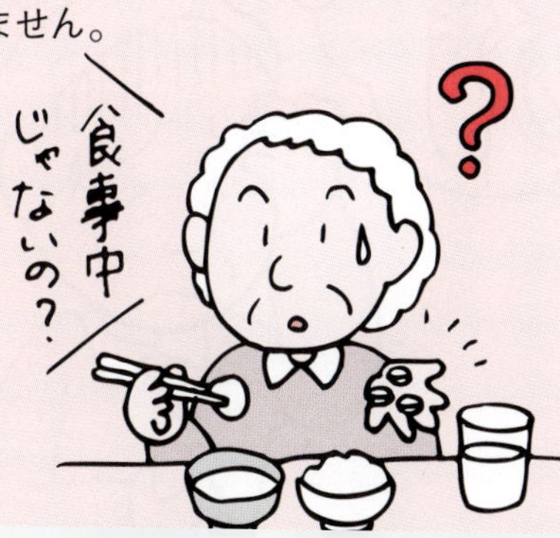
食事中じゃないの？

④食直前

●食事をするすぐ前（15分以内）のことです。

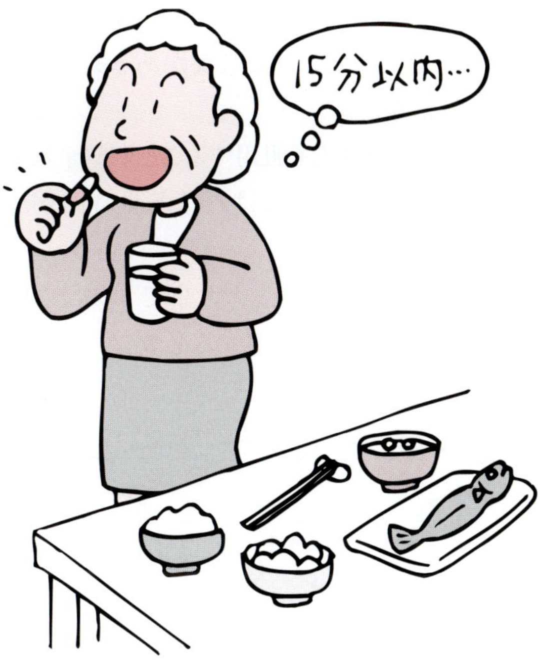
15分以内…

⑤食直後

●食事のすぐ後（15分以内）のことです。

ビタミンAやDなど、食べ物と一緒のほうが吸収されやすい薬や、胃を障害しやすい薬などはこの飲み方が適しています。

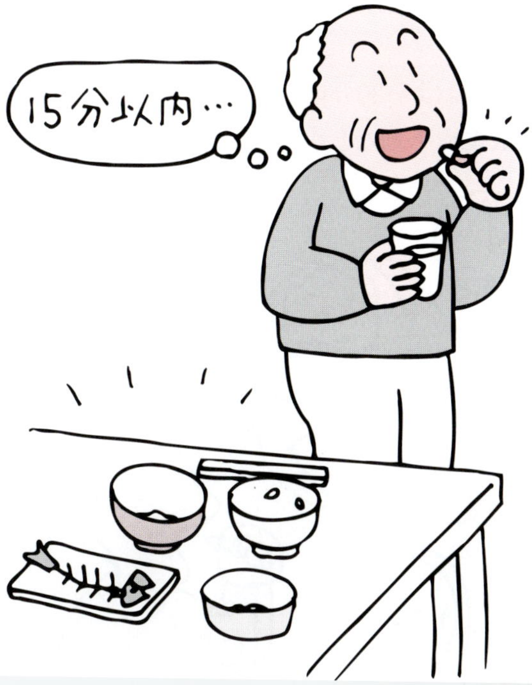
15分以内…

⑥○時間毎に

●食事に関係なく一定の間隔で服用することです。

抗生物質や気管支喘息の薬などの持続的に体内の薬の量を一定にする必要がある薬はこの飲み方をします。

できるだけ規則正しく服用することが望まれますが、2～3時間以上でなければ多少時間がずれてもかまいません。

また、十分な睡眠、休息も大事ですので、睡眠中にわざわざ起きて服用する必要はありません。

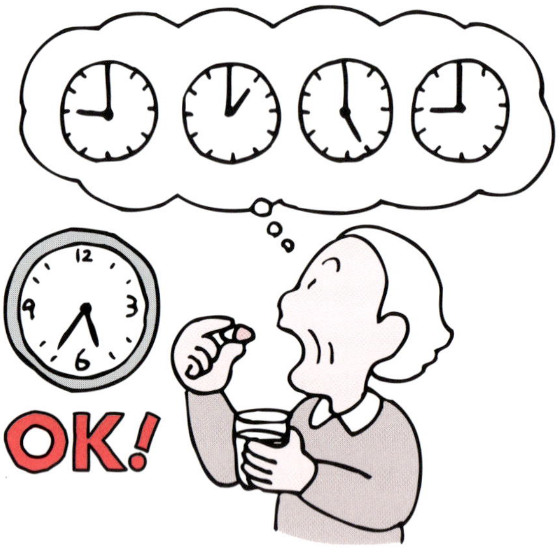

⑦寝る前

●就寝のおよそ30分前のことです。

睡眠薬や下剤などがあります。

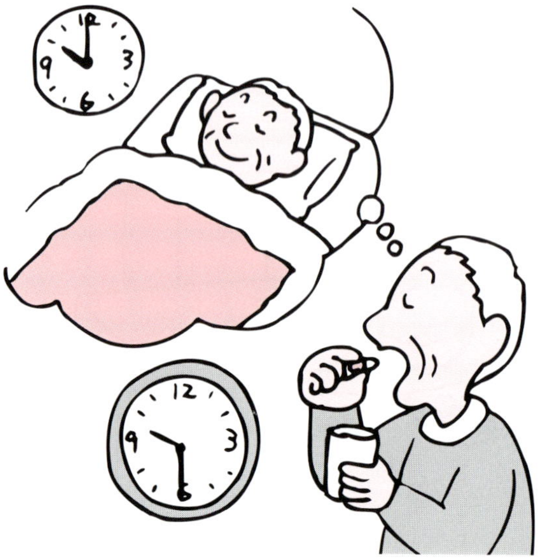

ウソのようなホントの話

「寝る前」だからといって、布団やベッドに横になってから薬を飲んだりしないでください。口から入った薬が食道を通る途中でひっかかって食道を傷つけ炎症を起こしたり、ひどい場合には潰瘍をつくってしまうことがあります。さらに、横になって飲むと誤嚥を招く恐れもあります。

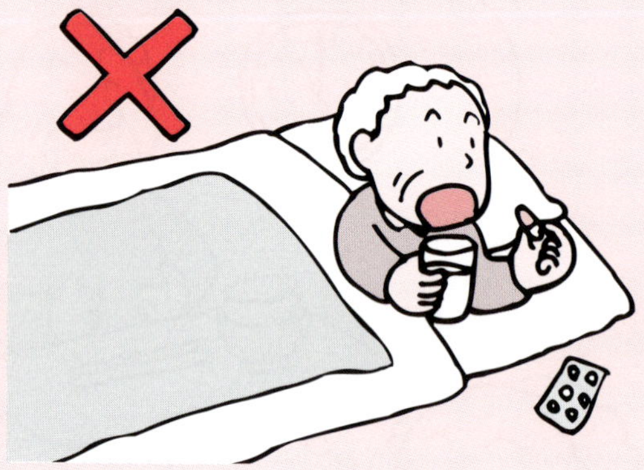

⑧頓服

●痛むときや熱が高いときなど、必要に応じで使用することです。

解熱鎮痛薬や睡眠薬などがあります。

ただし、すぐに効かないからといって短時間のうちに何回も使用するのは危険です。「1日何回まで」「○時間以上あける」などの医師からの指示をきちんと確認しましょう。

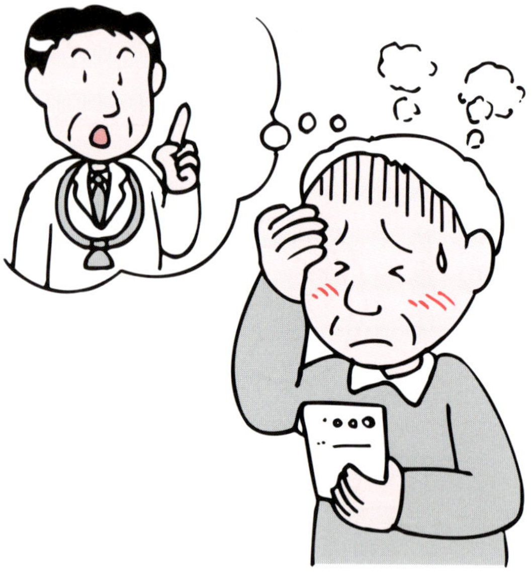

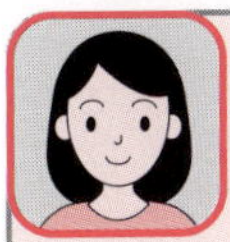

西村さんの「薬と介護」

薬と介護者について思うこと

薬を飲んでいれば大丈夫？

世の中のどんなことにも「絶対」という言葉が存在しないのと同じように、医療にも「絶対大丈夫」という言葉はありません。それは薬についてもまったく同じことです。

介護者の方から薬の相談を受ける中で、よく耳にするのが「この薬さえ飲んでいれば大丈夫」「この薬で○○が治る」という言葉です。しかし、これは大きな勘違いです。

高齢者に対する薬の使い方は特にむずかしく、それこそ新しい一つの分野として医師も試行錯誤を繰り返し、個々の患者さんの様子を見ながら治療をしている段階といえます。ある人にはなかった反応が別の人に起こったりと、処方する医師でさえ想像できなかったことが起こる。それほど高齢者の体と薬の関係は微妙なのです。

血圧が高い人が「血圧の薬」として血圧降下薬を服用しています。これは血圧が高い状態にあることがその人の体にとってマイナスとなる、だからそれを避けるために血圧を下げてコントロールをしようということで処方されているのであって、けっして「高血圧を治す薬」ではないのです。

認知症（痴呆）患者を抱える家族の話

薬に関する相談を受けていると、薬に対するさまざまな思いに出会います。特に認知症高齢者を抱える家族の方の薬に対する期待や不安は大きいようです。

①薬をきちんと飲ませていたのに

医師が「治します」とおっしゃったので、指示通りに飲ませていました。なかなかよくならず医師に尋ねたところ、「私の言うことを聞いていないと治りませんよ」と言われました。その後、信じて飲ませていましたが症状が悪化していくので、思いきって病院を変えてみたところ、次の医師は「この薬では症状が悪くなる」と言い、大幅に薬を変更した結果、症状が落ち着きました。

②認知症が治ると聞くとつい…

「認知症が治る薬」という広告を見ると、「治ってほしい」と思うあまり、すべて試したくなります。周囲も「これがいいと聞いたから飲ませよう」「あの先生が治してくれるそうだから行こう」と、いろいろ情報をもってきてくれます。気持ちはありがたいのですが、期待を大きくもちすぎて、効かなかったりすると、反動で疲れてしまいます。

認知症についてはまだ深く解明されていないことが多いため、さまざまな情報が流れています。そのため藁をもつかむ思いでいる家族や介護者の方は、そういったことに一喜一憂させられてしまうことになります。

「医療はその人の生活の一部分の手助けができる、だから役に立つ」といっている医師がいます。それは薬についても同じことで、薬は生活の手助けをできるから使われているのです。このことをぜひ忘れないでいてください。

薬の基礎知識［4］

薬の飲み合わせ ①薬と薬の相性

薬の飲み合わせ―「薬物相互作用」

2種類以上の薬を一緒に服用したとき、薬の組み合わせによっては別々に服用していたときにはなかった有害な作用が現れたり、一方の薬の作用が強く出たり、逆に弱く出たり、さらには薬の副作用を強めたりすることがあります。これが「薬物相互作用」です。薬物相互作用はさまざまなしくみで起こりますし、相互作用を起こす薬もたくさんあります。

特に、高齢者は複数の薬を同時に服用していることが多いため、若い人よりも薬物相互作用が現れやすいといえます。

薬物相互作用にはこんなものがあります

では、薬物相互作用は実際どのような場面で起こるのでしょうか。そのいくつかを見てみましょう。

①消化管での薬の吸収に影響を与える

同時に服用した薬の吸収を妨害する薬があります。それによって、妨害された薬の効果は落ちてしまいます。

②肝臓での薬の代謝に影響を与える

薬は肝臓に存在する酵素によって代謝・分解されますが、この酵素の働きを妨害することで、同時に服用した薬の作用を強めてしまうことがあります。

逆に、代謝を高めて、同時に服用した薬の作用を弱める場合もあります。

③薬の排せつに影響を与える

同時に服用した薬の腎臓での排せつを妨害する薬があります。それによって妨害された薬の作用が強く出てしまいます。

④薬の作用点で影響を与える

作用点が同じ薬を服用したとき、どちらかの薬の作用を弱めることがあります。

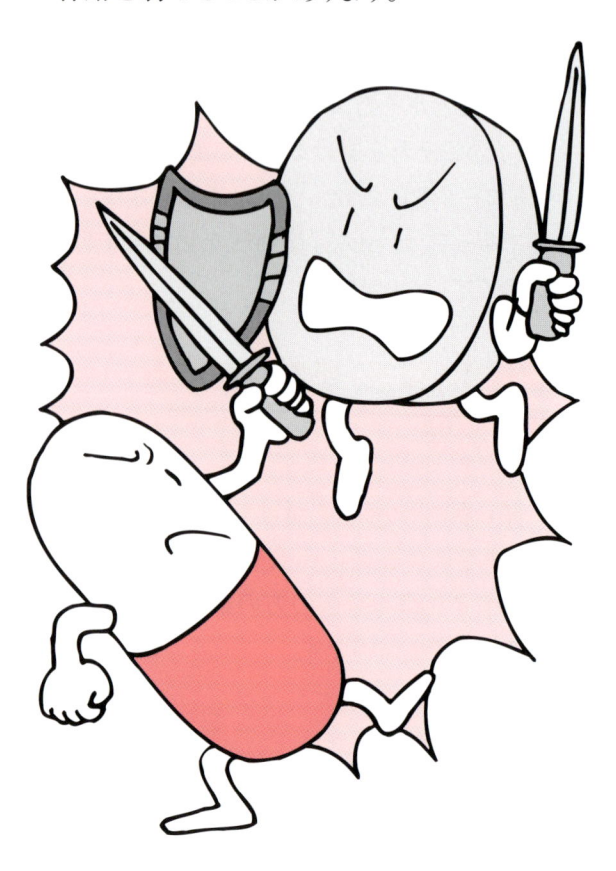

薬物相互作用を防ぐためには

医師や薬剤師は、高齢者に出す薬に相互作用で問題となる組み合わせはないかチェックをしていますが、複数の病院や医院にかかっている場合では、患者さんからの申告がないかぎり、どのような薬を飲んでいるか把握することはできません。

ですから、どの病院の医師にも、そして薬剤師にも、自分がどんな薬を飲んでいるのかきちんと申告することが必要です。

市販薬でも薬物相互作用はある

市販の薬は効果が弱いからといって、薬物相互作用がないわけではありません。ですから、服用している市販薬についてもきちんと医師、薬剤師に本人や家族から報告するようにしましょう。

気をつけたい薬の相互作用

①高血圧治療薬を服用している方へ

特に次の組み合わせには注意してください。

A.カルシウム拮抗薬の場合

- 強心薬【心臓の動きを強める薬】(ジゴキシン類)
- ベータ遮断薬【血圧降下薬・狭心症治療薬】(塩酸プロプラノロール、アテノロールなど)
- 消化性潰瘍治療薬【H_2ブロッカー】(シメチジン)
- 抗結核薬(リファンピシン)

B.アンギオテンシン変換酵素阻害薬の場合

- 消炎鎮痛薬(インドメタシンなど)
- 利尿薬(スピロノラクトンなど)

C.利尿薬の場合

- 経口血糖降下薬(トルブタミド、グリベンクラミドなど)
- 消炎鎮痛薬(インドメタシン、アスピリンなど)
- 強心薬(ジゴキシン類)

D.ベータ遮断薬の場合

- 経口血糖降下薬(トルブタミド、グリベンクラミドなど)
- カルシウム拮抗薬(ニフェジピン、塩酸ジルチアゼムなど)
- 抗不整脈薬【脈の乱れを整える薬】(ジソピラミド、プロカインアミドなど)

②糖尿病治療薬(インスリン注射、経口血糖降下薬)を使用している方へ

次の薬を同時に使用することで低血糖を招くおそれがあります。

- ベータ遮断薬(塩酸プロプラノロール、アテノロールなど)
- 消炎鎮痛薬(アスピリンなど)
- アンギオテンシン変換酵素阻害薬(カプトプリル、マレイン酸エナラプリルなど)

③消化性潰瘍治療薬(シメチジン)を服用している方へ

同時に服用している薬の作用を強めることがあります。特に、次の薬を同時に服用している人は注意してください。

- 抗不安薬(ジアゼパムなど)
- 睡眠薬(トリアゾラムなど)
- 抗うつ薬(塩酸イミプラミンなど)
- カルシウム拮抗薬(ニフェジピン、塩酸ジルチアゼムなど)
- 血液凝固阻止薬(ワルファリンカリウム)
- ベータ遮断薬(塩酸プロプラノロール、アテノロールなど)
- 抗不整脈薬(メキシレチン、リドカインなど)

薬の基礎知識［4］

薬の飲み合わせ ②薬と飲食物の相性

薬は何で飲む？

薬を飲むとき、ついつい近くにある飲み物で飲んでしまうことがあると思います。

しかし、ちょっと待ってください。薬同士で相性が合わないことがあるように、食べ物や飲み物との相性が合わない薬もあり、ひどい場合には薬の効き目が失われてしまったり、逆に強く効きすぎてしまうこともあります。

薬に影響を与える飲み物

①お茶、コーヒー、紅茶

食後にお茶、コーヒー、紅茶を飲む方が多いと思いますが、そのときに薬を一緒に飲むことは好ましくはありません。これらの飲み物にはタンニン酸やカフェインが含まれています。それが薬の吸収を低下させたり、ある種の薬との相互作用で心臓に悪影響を及ぼしたり、薬の効力を低下させることがあります。

また、以前は鉄剤を緑茶と一緒に飲むと薬の吸収が悪くなるといわれていましたが、現在ではそれほど影響がないことがわかっています。

特に注意したい薬

シメチジン（消化性潰瘍治療薬）
→カフェインの作用で不整脈が出ることがあります。

テオフィリン（気管支喘息治療薬）
→カフェインとの相互作用で頭痛が起こることがあります。

②牛乳

牛乳は薬との相性がよくありません。牛乳は薬の吸収や効果を低下させたり、逆に吸収や効果を増加させたりと、薬によって影響が異なります。

特に注意したい薬

テトラサイクリン系抗生物質（塩酸ミノサイクリンなど）
→薬の吸収が低下します。

ニューキノロン系抗菌薬（シプロフロキサシンなど）
→薬の吸収が低下します。

逆に、消炎鎮痛薬（アスピリンなど）は胃を荒らす作用がありますが、牛乳が胃壁を保護する役目をしてくれますので、一緒に服用することで胃に対する作用が緩和されます。

③ジュース

グレープフルーツジュースは、一部の薬の肝臓での代謝をじゃましてしまい作用を強めることがあります。

特に注意したい薬

カルシウム拮抗薬（ニフェジピンなど）

その他にも、酸味の強いジュースや炭酸飲料にも注意が必要です。

④アルコール

アルコールは薬と同じように肝臓で分解されますので、アルコールによって薬の代謝がじゃまされて、薬が効きすぎてしまうことがあります。

また、日頃からアルコールをよく飲む人は、肝臓での代謝がよくなっているため、薬が効きにくくなっている場合があります。

このように、アルコールは薬との相性がもっとも悪い飲み物ですので、薬を服用しているときの飲酒は控えましょう。

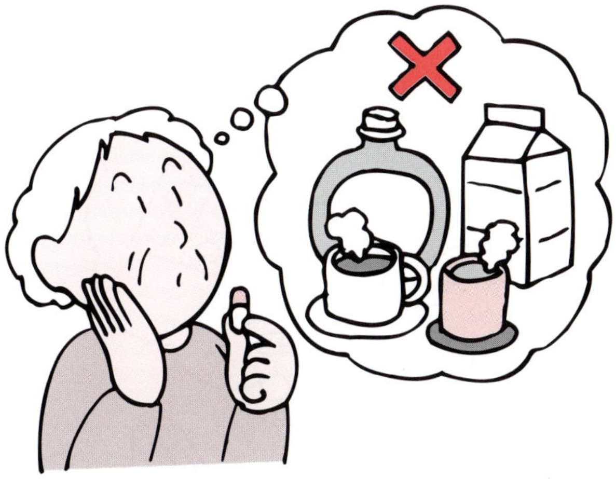

特に注意したい薬

抗うつ薬
塩酸イミプラミンなど

血液凝固阻止薬
ワルファリンカリウムなど

カルシウム拮抗薬
ニフェジピンなど

抗不安薬
トリアゾラムなど

経口血糖降下薬
クロルプロパミドなど

抗精神病薬
塩酸クロルプロマジンなど

催眠鎮静薬
フェノバルビタールなど

セフェム系抗生物質
セフメタゾールなど

抗ヒスタミン薬
マレイン酸クロルフェニラミンなど

消化性潰瘍治療薬
シメチジン

消化管運動改善薬
メトクロプラミド

解熱鎮痛薬
アスピリン

※市販のかぜ薬にも注意してください。

食べ物にも注意が必要です

①ビタミンKを多く含む食品（納豆、ほうれん草、レタス、ブロッコリーなど）とワルファリンカリウム（血液凝固阻止薬）→薬の作用を弱めます。

②炭火焼肉とテオフィリン（気管支喘息治療薬）→薬の作用を弱めます。

③ビタミンB_6を含む食品（レバー、小麦胚芽など）とレボドパ（パーキンソン病治療薬）→薬の作用を弱めます。

薬の基礎知識［5］

薬を飲んだら こんなことが…！

ある日、突然、尿や便の色が変わってしまった……。

そんなときには、だれでも心配になってしまいます。しかし、あまり心配しすぎないでください。

というのも、これはほとんどの理由が飲んでいる薬による一時的な変化で、薬の使用を止めると自然に消えるものなのです。

実際にそうした場面であわてないためにも、なぜそのような変化が起こるのか、どのような薬で起こるのかを知っておきましょう。

なぜ、尿や便に変化が起きるの？

便と尿に起こる色の変化は、

①飲んだ薬自体の色が出る場合

②薬が体内で代謝・分解されて生成した物質によって色が出る場合

③同時に服用している薬との反応で色が出る場合

などがあります。しかし、多くの場合、これらの変化は薬を使っている間だけの変化です。もし、薬の服用を止めてもなお便や尿に変化があるようなら、ただちに医師や薬剤師に相談してください。

尿に変化を与える主な薬

尿の色が変わることがあります。

- インドメタシン（消炎鎮痛薬）→緑
- 塩酸アミトリプチリン（抗うつ薬）→青～緑
- センノシド含有製剤（便秘薬）→黄褐色～赤
- 鉄剤（貧血治療薬）→黒
- メチルドパ（血圧降下薬）→黒
- リファンピシン（抗結核薬）→赤～オレンジ
- リボフラビン含有製剤（ビタミンB_2）→黄
- レボドパ（パーキンソン病治療薬）→黒

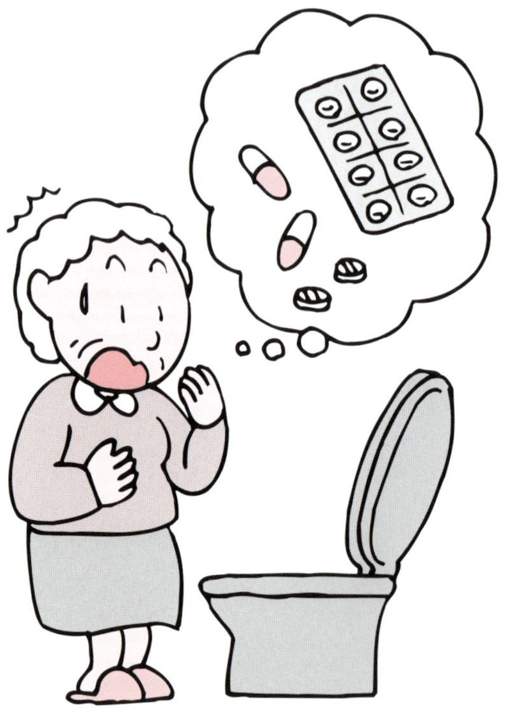

便に変化を与える主な薬

便の色が変わることがあります。

- インドメタシン（消炎鎮痛薬）→緑
- クロロフィル含有製剤（消化性潰瘍治療薬）→濃い緑
- 水酸化アルミニウム類（制酸薬）→白～斑点
- センノシド含有製剤（便秘薬）→黄～褐色
- 鉄剤（貧血治療薬）→黒
- リファンピシン（抗結核薬）→赤～オレンジ

このほかの理由として、使用している薬の残りカスやカプセル・徐放錠などの残りカスが便に混ざって、色がつくこともあります。

［例］テオフィリン（気管支喘息治療薬）やバルプロ酸ナトリウム（抗てんかん薬）の徐放錠→白

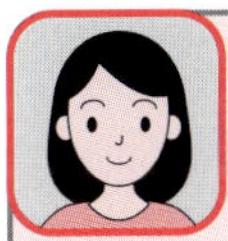

西村さんの「薬と介護」

訪問診療を考える

「チーム医療を進める会」の仲間の医師が訪問診療を始めたとき、「行くとお茶やお菓子を出してくれるのはまだいいとして、紙にお金を包んだりする人がいるんだよ。何か勘違いしているよね」と話していました。

ときどき、介護者の方から「訪問診療がある日は気をつかって疲れる」という声を耳にすることがあります。どういうことか尋ねると、掃除をしたり、片付けをしたりするからだというのです。

訪問診療を受ける本人、そして介護をしている家族にとって医師の存在は大きく、信頼を寄せていますが、それゆえに「おもてなし」に気をつかい、疲れてしまうようです。

●

私が訪問診療に同行させてもらったときのことです。

突然、回診車に連絡が入り「92歳の一人暮らしのおばあちゃんの様子がおかしいので来てください」とのことで、すぐに彼女の家へ直行してみると、ぐったりと寝込んでいるのです。近所の方にお話を聞いてみると、前日、選挙に行ってから体調を崩してしまったようで、その様子から近所の方が「お医者さんを呼ばなきゃ」といった後に、様子がおかしくなったというのです。

実は、このおばあさんは高血圧の薬を服用していたのですが、生来の頑固な性格で、医師や周りの人がどんなに薬を飲むように言っても、なかなか飲んでくれないというのです。

この日も、あまりまじめに服用していなかったので、「お医者さんが来る」と聞いて、あわてて高血圧の薬をまとめて飲んでしまったようなのです。

●

在宅の現場には、それぞれの家庭の長年の習慣、経済的な事情、家族関係、そして個人の価値観が反映されています。ですから、医師が家庭に入ることの目的は患者さんに対する医療的な行為であっても、生活全般、そして本人の性格に気を配らなければならないのです。

訪問診療のむずかしさをあらためて感じさせられた出来事でした。

介護者と薬［1］

薬の上手な飲ませ方

高齢者と誤飲・誤嚥

年をとってくると、物を飲み込んだり（嚥下）、噛んだり（咀嚼）することがうまくできなくなります。

さらに脳血管障害やパーキンソン病、認知症（痴呆）などをもつ患者さんでは、麻痺があったり、口がうまく開かなくなっていることで、ときには誤って薬が肺に入ってしまい、肺炎を併発する危険があります。

高齢者の場合、肺炎によって体力が低下してしまい、新たに別の病気を招くことにもなりますので、特に注意が必要です。

薬を飲ませるときのポイント

その①

寝たまま飲んだり、水なしで飲んだりすると薬が肺に入ったり、食道を詰まらせることがあり、肺炎や潰瘍を引き起こす原因になることがあります。

ですから、寝たままの姿勢で薬を飲ませずに、上体を起こして薬を飲ませてください。体を起こすことができない場合は、頭を持ち上げるようにして飲ませます。

その②

嚥下障害があって上手に薬を飲みこめない場合は、嚥下補助食品を利用してみましょう。ただし、錠剤やカプセル剤を勝手に砕いて嚥下補助食品に混ぜたりすると、場合によっては薬の効果が落ちたり、副作用を招くこともありますので、まず医師や薬剤師に相談してください。

嚥下補助食品はこんなものがあります

①嚥下ゼリー

薬を混ぜてスプーンで食べるように薬を飲むことができます。水分の量を制限されている高齢者や、水を飲むとむせてしまうような高齢者におすすめです。

②とろみ剤

薬に混ぜてとろみをつけると、上手に飲み込むことができる場合があります。

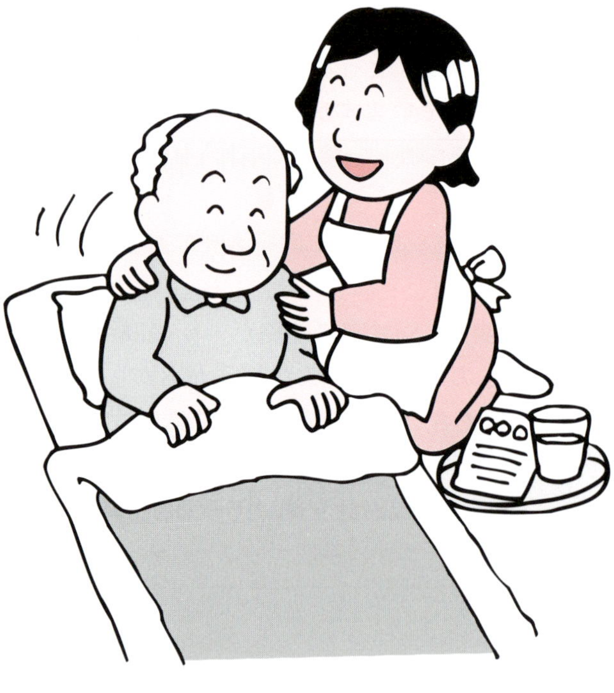

上手な内服薬の飲ませ方

①カプセル・錠剤の場合

- 水を口に含んで、ゆっくりと1つずつ飲ませましょう。
- のどにつかえて飲み込めない場合には、勝手に砕いたりカプセルから出さずに、まず医師や薬剤師に相談しましょう。
- きちんと飲み込めたかどうかの確認も大切です。どうしても飲み込めないようなら、医師や薬剤師に相談しましょう。

便利な「錠剤取り出し器」

薬を包装シート(PTPシート)から上手に取り出すことができない場合は、薬をシートから楽に取り出せる補助器具が市販されていますので利用しましょう。

②散剤の場合

- 口の中が乾燥しているとさらに薬を飲みにくくなりますので、まず水を飲んで口の中を湿らせておくか、水を口に含ませてから薬を入れて飲むようにします。
- 薬に水をたらして練り、小さく丸めて少しずつなめさせる方法もあります。
- 場合によっては、薬をジュースに溶かしたり、ジュースと一緒に飲むこともできますが、糖尿病の患者さんは糖分の制限がありますので、医師に確認する必要があります。ジュースと一緒に飲むべきではない薬もありますので、医師や薬剤師に確認をとりましょう(➡P47)。

オブラートの利用

オブラートは苦味が強かったり、薬が口の中で広がってしまったり、また口に含んだときのザラザラ感が嫌な場合などに薬を包む紙のようなものです。

人によってはオブラートを苦手とする場合がありますので、無理をせず、他の薬の形に変えられないか、薬剤師に相談してみましょう。

ただし、健胃薬のように苦味や独特なにおいが薬の効果のひとつであるような薬は、飲みにくくてもなるべくそのまま飲むことをおすすめします。

③舌下錠、トローチの場合

- 噛み砕かずに、舌の下、舌の上でそれぞれゆっくり自然に溶かす薬です。
- 薬が正しい位置に入っているか確認しましょう。

④液剤の場合

- 水分が上手に取れない高齢者でも、スポイトで口の奥に入れると、上手に飲める場合があります。

便利な補助器具を利用しよう

寝たきりの人や麻痺のある人でも、薬を飲むときの水やお湯をこぼさないように、上手に飲める補助器具があります。

タベラック®は吸う力の弱い方でも楽に飲食ができる食器で、中身がこぼれにくく寝たきりの方の飲食に適しています。

大切なのは その人にとっての 楽な薬の飲み方

カプセルや錠剤が飲みにくい高齢者に、なんの工夫もせず無理やりそのまま飲ませてしまい、上手に飲めないことで高齢者が薬を飲まなくなってしまう、などということはなんとしても避けたいことです。

また、食事に薬を混ぜて飲ませてしまうことは簡単ですが、本人にとってはどうでしょうか。「薬の混ぜごはん」になってしまっては、食事の楽しみも奪われてしまいます。

ですから、本人にとってもっともよい薬の飲ませ方はどのような方法があるかを第一に考えることが大切です。

薬を飲み忘れない工夫

年をとるとだんだん物忘れがひどくなるのは、しかたのないことです。ですが、毎日の生活のなかで「薬を飲んだかな？」といったことが、高齢者にとって精神的に大きな負担になることは少なくありません。

また、高齢者同士の生活では、飲んだことの確認がさらにむずかしくなってきます。実際、医療機関には「薬を飲んだことを忘れて2回飲んでしまったけれど、どうしたらよいか」といった問い合わせも多いのです。

そうしたことを踏まえて、最近、高齢者の薬の飲み忘れを防ぐ管理の工夫がいろいろと考えられています。そして、さまざまな便利グッズも登場してきました。

さまざまな工夫の薬入れ

たとえば、カレンダー型の薬入れは、カレンダーのように壁にかけるタイプで、おくすりカレンダーと呼ばれています。月〜日曜日まで朝、昼、夕、寝る前など、別々のポケットになっています。ですからそれぞれのポケットに薬を入れておくと、薬を飲んだか飲まないかが一目でわかりますので、家族でも、看護師やヘルパーなどの訪問する方でも服薬状況がわかります。薬局や薬店で取り扱っているところもあります。

同じようなものにピルボックス（お薬管理箱）があります。その他に封筒やタッパー、小さなビニール袋を利用して1回分ずつ日付けを記入して分けておく、といった工夫もあります。

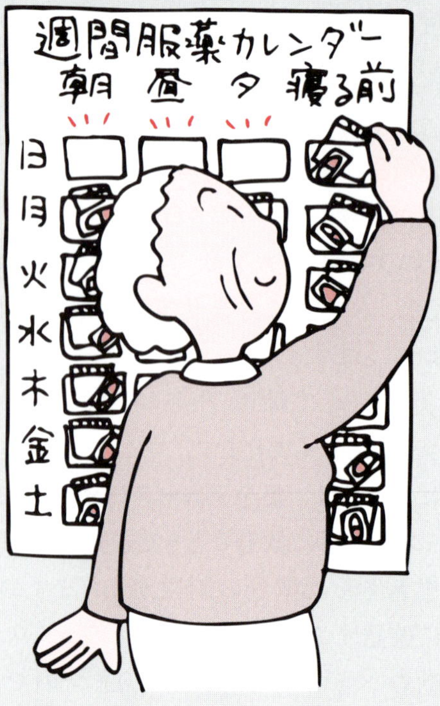

ワンドーズパックをご存知ですか

「1日に3回、朝は錠剤を3種類、カプセルが2種類で、昼は……」などと、薬をたくさん飲んでいる高齢者の場合、飲み間違えずにきちんと薬を飲むことは思ったほど簡単なことではありません。

そのような高齢者には「ワンドーズパック」をおすすめします。ワンドーズパックとは、1回に飲む薬を1つの袋にまとめて入れることで、調剤薬局でつめてもらうことができます。

こうすることで、個別の包装からいちいち「これは1錠、これは2錠」と飲むたびに出す手間や間違いを減らすことができます。

診察のときに医師に相談したり、薬局で処方せんを提出するときに薬剤師に相談してください。

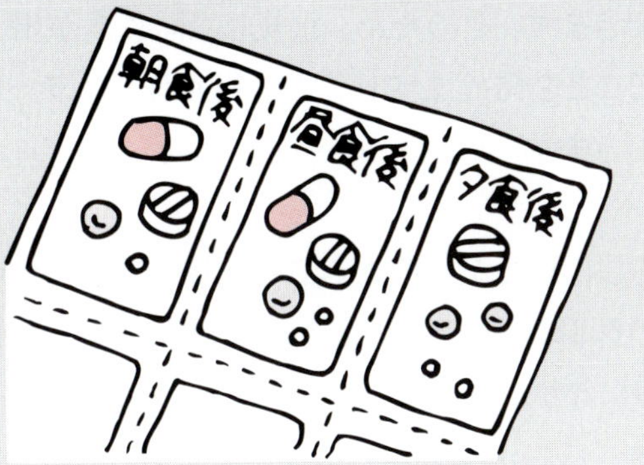

認知症（痴呆）のある高齢者への対応

認知症のある高齢者の場合は、さらに薬の管理がむずかしくなります。実際、飲んだことを忘れて何度も飲んでしまったり、包装をしたまま飲んでしまって食道や胃を傷つけてしまうことも少

薬はなるべくそのたびに、1回分ずつ包装から外して渡すとよいでしょう。また、高齢者が誤って飲んでしまわないように、手の届かない、安全な場所で保管しておくことも必要です。

高齢者本人の理解度によって対応は違ってきますので、最初に高齢者の方自身がどの程度理解できるのか正確に把握しておきましょう。

薬剤師に相談しよう

高齢者の服薬状況はまちまちです。飲み忘れのほか、「2回分を一度に飲んでしまった」「坐薬を座って飲むものだと思い、飲んでしまった」といった事故も起きています。また、薬は1日3回食後に飲むように指示されていても、2回しか食事をしないので1回分飲んでいなかったといったことも起きているようです。

このような場合、1日2回で効く薬に変更するなどの対応ができますので、薬に関する悩みごとは薬剤師に相談してみましょう。また、介護保険サービスで薬剤師による「居宅療養管理指導」を利用することができます（➡P58〜59）。

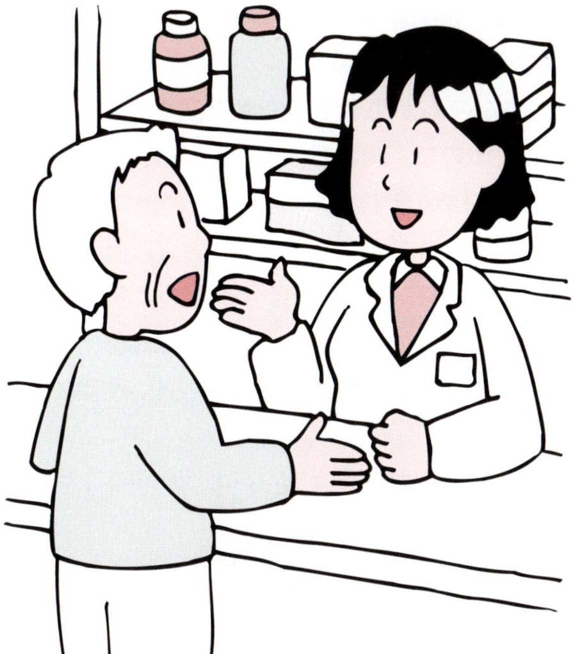

介護者と薬［2］

大切な薬の記録

自分のために薬の記録をつくりましょう

自分が飲んでいる薬について、薬の名前や飲み方などをふだんから知っておくことはとても大切なことです。

たとえば、外出先で薬がなくなってしまい、すぐにでもほしいとき、飲んでいた薬の名前がわかっていれば比較的すんなりと薬が手に入ります。

しかし、名前や飲む量、飲む時間など、薬に関するすべてを覚えておくことは、簡単なようで意外と大変ですし、もし間違えて覚えてしまうと、かえって体に害を及ぼすこともあります。ですから、記憶に頼ることは大変危険です。

また、在宅の患者さんの場合は、本人だけではなく家族や看護師、ヘルパー、薬剤師といったたくさんの人が患者さんに薬を飲ませたり、管理をしますので、関わる人すべてが薬について知る必要があります。

ですから、高齢者の場合は、どこに行っても医師や薬剤師にそれまで自分がどのような治療を受けていたのかがきちんと伝わるような、だれがみてもわかる薬の記録を日頃からとっておくことが必要です。

（※P138の「コピーして使おう医療ノート」をご利用ください。）

薬の記録があるとこんなに便利です

①医師、薬剤師、看護師、ホームヘルパーなど介護に関わる人たちが、患者さんの薬の情報を共有することができます。

②内科、外科、耳鼻科などと複数の診療科にかかっている場合、それぞれの医師に今現在どのような薬を飲んでいるのかといった薬に関する情報を正確に、そして確実に伝えることができます。そのため、重複して同じ薬が出されることを防げますし、薬の相互作用もチェックできます。

③もし、緊急な事態が起こった場合にも、初めての医師に診てもらうときの診断の大きな手がかりになります。

④薬をふだん通り飲んでいるのに、いつもとは違う症状が出たとき、薬の副作用かどうかのチェックにも役立ちます。

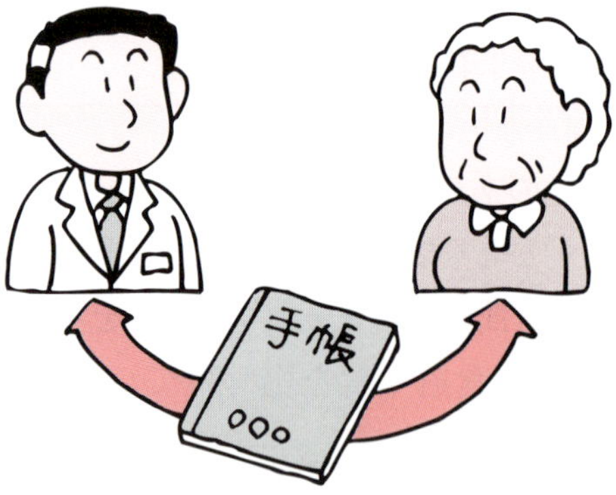

薬局でもらえる「おくすり手帳」

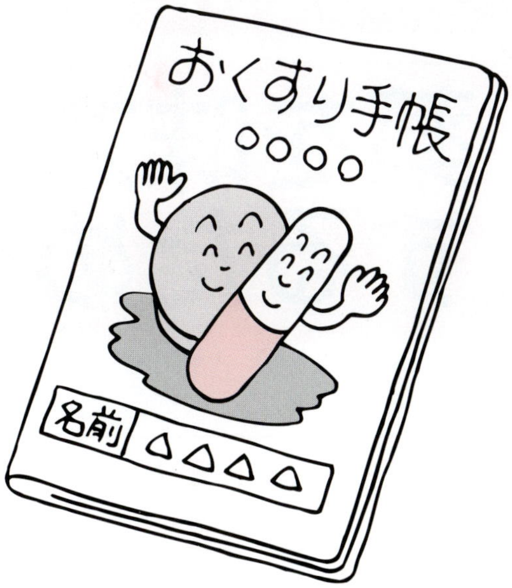

最近では、調剤薬局で患者さんに対して薬の記録帳「おくすり手帳」をつくるところが増えています。

おくすり手帳には薬をもらった日時、病院（診療科）、薬の内容などが記載できるようになっており、それを診療の際や薬局に持参することで、薬の相互作用や重複投与が避けられます。

（※P139の「コピーして使おうお薬カード」もご利用ください。）

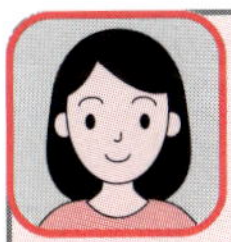

西村さんの「薬と介護」

忘れてはならない介護者のケア

エリートサラリーマンだった84歳の男性はアルツハイマー型認知症（痴呆）で入退院をくり返しており、彼の介護は75歳の妻が自宅で行っていました。しかし、夫の身体的機能が低下し、妻の負担は限界に達していました。

●

夫が入院しているころ、妻に会ったとき、いつもと違うものを感じました。元来明るい性格であったはずの彼女が口数が減って、食事もあまりとらないというのです。いままで「人に迷惑をかけたくない」とがんばり続けてきたのですが、「夫が退院したらまた介護が始まる」「入院費で年金がなくなったら自分が病気をしたときにどうなるのか」「夫を病院に入れている自分が情けない」などといったことをくり返しおっしゃるのです。抑うつ状態になっているのではと思い、夫を診察している医師に相談し、睡眠薬と抗うつ薬を処方してもらいました。

その後、薬を飲み始めてからは少し落ち着きを取り戻したようでした。しかし、夫がいつ退院させられるかという不安がなくならない限り、妻の精神的苦痛は消えないだろうと思うと、薬の服用という手段のほかに何かないのかと、考えずにはいられません。

それから半年後に夫を亡くし、息子夫婦と同居することになりましたが、その後も不安感や不眠の症状は消えず、薬を飲み続けているとのことでした。

●

サービスを提供する側は、どうしたらこのような介護者の負担、精神的苦痛をくみとって、少しでも軽くしてあげられるかといったことを常に頭に入れておく必要があると強く思います。

家族であるが故の介護のむずかしさを考えたとき、家族にしかできないことと社会が担えることを明確にすること、そして家族もSOSを外に発信することが家族介護の困難を解決する第一歩なのだと思うのです。

介護者と薬［3］

薬を味方にするために

関わる人と上手にコミュニケーションをとりましょう

自分の病気を受け入れ、上手に病気とつきあっていくためには、本当の意味で薬を「味方」にすることが必要です。

ここで患者さんの側に必要なことは薬のことを含め、「医療を医師まかせにしない」という姿勢です。これからは「与えられる」医療ではなく、「参加する」医療でなければなりません。

そのために大切なこと、それは医師をはじめ看護師、薬剤師など、関わるすべての人と上手にコミュニケーションをとることなのです。

その①
医師との信頼関係は保てていますか？

医師に対して遠慮などせず、気になることやちょっとしたことなど、何でも聞くことが大切です。医師も患者さんからのアピールを待っているのです。それをしないで、処方された薬をすべて服用すると「調子が悪い」などの理由から、薬を自分で適当に調節してしまうことがあります。これでは医師との信頼関係はまったく保たれませんし、治療もはかどらなくなってしまいます。ですから、自己判断で勝手に薬を減らしたりせず、必ず医師に相談しましょう。

その②
服用している薬について必ず医師・薬剤師に伝えていますか？

いくつかの診療科に通っている場合、同じ薬が重複して出されることがあり、その通りに服用してしまうことで副作用を起こす可能性があります。ですから、それぞれの診療科で見てもらう際に、自分がどんな症状でどのような薬をもらっているか、きちんと伝えましょう。

その③
服用している薬についてきちんと説明を受けていますか？

どのような症状のための薬なのか、薬を服用したときに起こり得る副作用にはどんなものがあるのかなど、いつもと違う症状が出てもあわてないように、きちんと説明を聞いておきましょう。

その④
自分を知ってもらう努力をしていますか？

高齢者医療では病気だけをみて治療するのではなく、生活や趣味、人間関係など、その人全体をみて治療に当たらなくてはなりません。ですから、診察の際に本人の生活背景を伝えることも大切です。自分のことをよく知ってもらうことは、安心して医療を受けるための秘訣なのです。

その⑤

相談する場がありますか？

薬に対する不安が病気を重くすることもあります。偏った情報に惑わされ、自己判断で薬を中断してしまい治療に支障をきたすようなことは避けなければなりません。不安なことを相談できる人、場、関係をたくさんつくることが必要です。

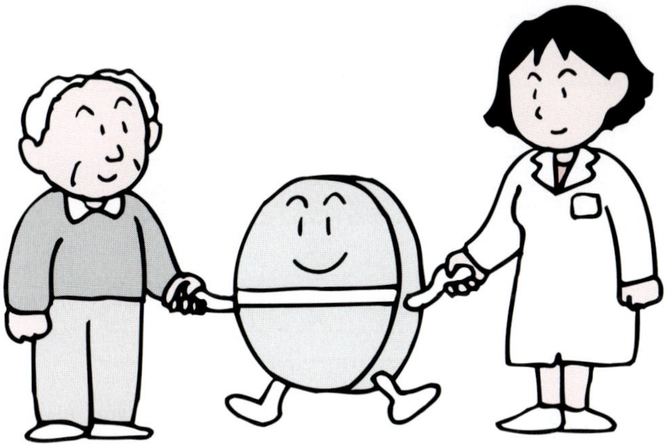

介護者は「チーム医療」のキーパーソン

高齢者医療は、患者さんに関わるすべての人がそれぞれの力を寄せ合って成り立つ「チーム医療」でなければなりません。

「このところ、ちょっと元気がない」「薬の内容が変わってからちょっと足元がおぼつかない」など、日々の暮らしの中で、介護者の方が感じた患者さんについての何気ないことが、診断の際、重要な鍵となることがあります。

このように、患者さんのふだんの生活を見つめている介護者の方が、実は高齢者の「チーム医療」ではキーパーソンなのです。

ですから、患者さんの代弁者としての介護者の役割は、高齢者を診察する際にとても重要な

介護者が医師・薬剤師に伝えておきたいこと

①患者さんの様子（どんな症状がいつから、どれくらい続いている）

②他に治療中の病気

③これまでに罹ったことのある病気

④大衆薬も含めて他に飲んでいる薬

⑤いままでの副作用の経験

何の治療のために出されたどのような薬で、どのような症状が出たのかといった具体的なことがわかればそれも話すとよいでしょう。

⑥（再診の場合）薬を服用してからの様子

変わった様子、気になる症状があれば、ちょっとしたことでも話してみましょう。

介護者が医師・薬剤師に確認しておきたいこと

●服用している薬について

①薬の名前

②薬の効果

③正しい飲み方

④薬を飲むとき注意すること

・飲み忘れたときはどうするか

・飲み物や食べ物で相性の悪いものがあるか

・服用を拒否した場合はどうするか

・食事がとれない場合はどうするか

⑤起こりやすい副作用

・日常生活で気づきやすい点があるか

●使用している外用薬について

①薬の名前

②薬の効果

③正しい使い方

④保管方法

介護者が医師・薬剤師に伝えるためにチェックしておきたいこと

①患者さんが薬を飲んでいるか
②薬を飲むときに不都合がないか（錠剤が大きすぎる・飲み込めないなど）
③服薬中に何か症状に変化がないか
・歩行がおぼつかない
・ボーッとしていることが多い　など
④食事の量に変化がないか
⑤睡眠に変化がないか
⑥尿量や便通に変化がないか

薬剤師は在宅介護の強い味方

在宅の高齢者の大半は、薬を飲んでいるといわれています。しかし、常に医療の目が行き届いている入院患者と違い、在宅での治療は副作用など薬の影響を把握することがむずかしい状況です。

さらに、高齢者では「寝たきりで薬を上手に飲めない」「認知症（痴呆）があり薬の管理ができない」といった問題も出てきます。

このような問題を解決するために、介護者が薬の知識をもつことも大切ですが、薬剤師の力を借りることもできます。それが、「在宅患者訪問薬剤管理指導」と「居宅療養管理指導」です。

家族をはじめ介護者、医師そして薬剤師も、患者さんが在宅でより安心して生活できるように手助けをしたいという思いは同じです。それぞれの専門性を活かしてサポートすることが大切なのです。

薬剤師の在宅訪問には2種類ある

従来、薬剤師の在宅訪問の仕事としては、医療保険による「在宅患者訪問薬剤管理指導」がありました。しかし、介護保険の導入によって、要介護等認定を受けて「要支援1、2」「要介護1～5」と認定された患者さんに対する在宅訪問に限って、介護保険による「居宅療養管理指導」が利用できるようになりました。

居宅療養管理指導は薬剤師による介護サービスのひとつ

介護サービスには訪問介護や訪問看護などの支給限度額の対象となるサービスのほかに、支給限度額の対象とならないサービス「居宅療養管理指導」があります。そのひとつに薬剤師による居宅療養管理指導があります。

介護保険の医療に関わるサービスのことを「居宅療養管理指導」と呼びます。医師、歯科医師、栄養士そして薬剤師などが高齢者の自宅を訪問し、それぞれの専門についての管理や指導を行います。

居宅療養管理指導を利用するには

薬を処方する医師や歯科医師が患者さんに対する薬学的管理が必要だと判断したとき、介護保険を使って薬剤師に依頼することになっています。また、ケアマネジャーが必要と認めて医師に薬剤師への依頼を要請する場合もあります。

在宅での薬剤師の仕事

薬剤師は「薬の専門家」です。薬の飲ませ方や管理の問題だけでなく、薬の作用がどれくらい出ているか、患者さんの変化が薬によるものではないか、といった専門的な観察ができます。

たとえばこんなことをしています

○薬の配達
○薬の整理
○薬がきちんと飲めているか、問題がないかをチェック
○薬の効き方、副作用による変化がないかチェック
○薬に関する不都合を解決
たとえば……錠剤が飲みにくい場合、可能な場合は錠剤を粉砕したり、あるいは同じ薬で散剤があれば処方を散剤に変えてもらいます。
○その他、薬に関して不安に思うことの相談
○薬に関して医師に伝えたいこと、希望などを医師へ連絡

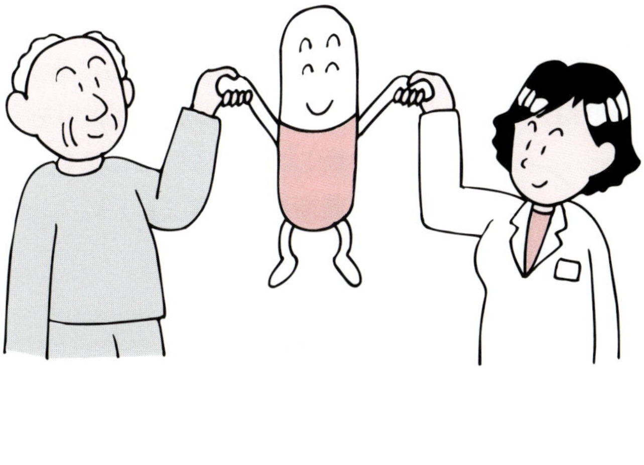

薬剤師の在宅訪問 利用者Aさんの話

Aさんは1日3回毎食後、薬を飲んでいます。朝の薬は3錠で昼は2錠、夜も2錠の服用です。

薬の袋には「朝」「昼」「夕」と記載されているのですが、視力が低下しているAさんには、薬の袋に書いてある文字が小さすぎて読めないため、「朝」の薬を「昼」に飲んでいたそうです。

そこで、在宅訪問をした薬剤師は、医師に相談し、現状の朝、昼、夜では薬の内容が異なる処方から、1日3回すべて同じ内容にして、どの袋を飲んでも同じ薬が入っているように薬の内容を変更しました。これによって、間違えて朝の袋を昼に飲んでも、問題なくなりました。

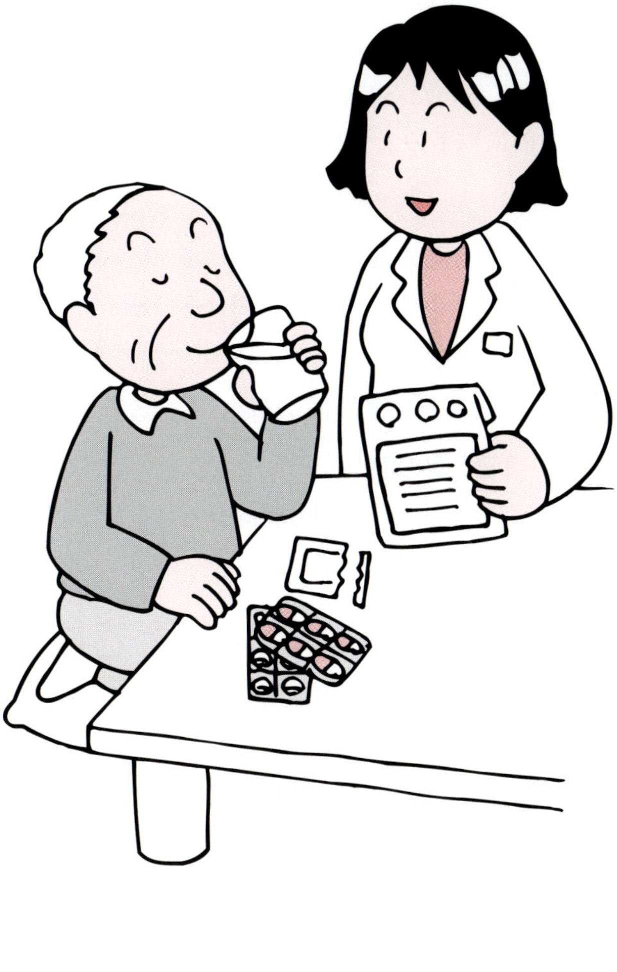

薬にまつわるQ&A

Q 薬を飲み忘れた場合はどうしたらいいのですか？

A もっとも注意してほしいことは、飲み忘れたからといって次の回に2回分まとめて服用しないことです。

薬を飲み忘れたときは、定められた時間からどれくらいたっているかで対応が違います。一般的に以下のようになっています。

1日3回の薬
次の服用まで最低4時間はあける

1日2回の薬
次の服用まで最低5時間はあける

1日1回の薬
次の服用まで最低6時間はあける

Q 食事を抜いたときは食後の薬は飲まなくてもいいの？

A 1日に決められた量の薬を飲んでいないと安定した効果が得られなかったり、思わぬ副作用が出たりします。ですから、基本的には食事を抜いたときでも薬は飲むようにします。その際にはいつもより多めの水で飲んでください。ただし、糖尿病の薬のように、食事を抜いて飲むと症状の重い低血糖を起こし、意識を失う場合がありますので、食事を抜いたときの服用について医師・薬剤師に確認しておきましょう。

もし、患者さんの食習慣が1日2回なのに1日3回食後の薬が出ているようなら、薬の内容を変更する必要がありますので、医師・薬剤師に相談してみましょう。

Q 調子がよいときは薬を飲まなくても問題ないですか？

A 勝手な判断で薬の服用を中止すると、かえって治療する前より状態が悪くなってしまうことがあります。症状がよくなったと思っても自分で勝手に薬を中止するのはやめましょう。

ただし、薬を飲んでいて急に症状が悪くなってしまったり、湿疹が出てきたりと体質的に薬が合わないこともありますので、その場合は服用を中断し、すぐに医師に連絡して判断をあおぎましょう。

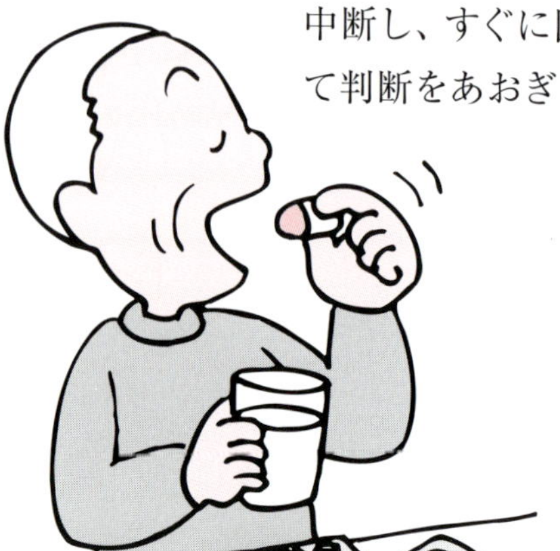

Q 間違えて多く飲んだ場合はどうしたらいいの？

A 意識が低下したり、ふらつき、脈に異常がみられる、といった異常な症状が出た場合は、どの薬をどれくらい多く飲んでしまったかを確認して、医師に連絡して指示をあおぎましょう。

一度に2回分の薬を飲んだくらいでしたら、たいていの場合は心配ありませんが、個人差もあります。念のため、医師に確認してみるか、または中毒110番に相談してみるのもよいでしょう。

中毒110番：有料
(財)日本中毒情報センター
大阪中毒110番（24時間　365日）
072-727-2499
つくば中毒110番（9時〜21時　365日）
029-852-9999

Q 同じ病気の人の薬をもらって飲んでもいいですか？

A 処方薬は医師の診断のもとに一人ひとりに合った薬を選んで出されています。ですから、症状が同じように見えるからといって、自分の薬を他人に譲ったり、他人の薬を飲んだりしてはいけません。勝手な判断で薬を飲むと、思わぬ副作用を招いたり、かえって症状を悪化させることがありますので、注意しましょう。

Q 薬にも「賞味期限」がありますか？

A 一般用医薬品には、製造年月日や使用期限などが記載されていますので、それにしたがってください。一般的に製造されてから3年が有効期限とされています。

一方、病院や薬局からもらった医療用医薬品は、そのときの患者さんの症状に合わせて出された薬ですので、投与期日を過ぎたものは服用しないようにしましょう。

特に、有効期限の切れているニトログリセリンなどの狭心症治療のための舌下錠をもっている人が多いので、使用しないように注意しましょう。

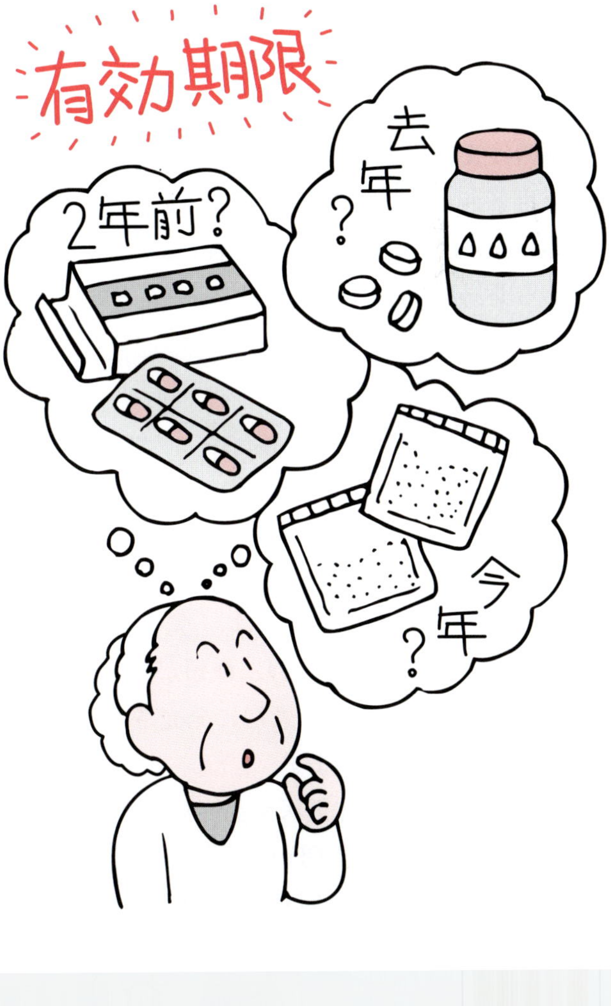

Q 「一般用医薬品」「医療用医薬品」って何ですか？

A 「一般用医薬品」はだれでも自分の症状に合わせて薬局や薬店などで購入できる薬で、一方の「医療用医薬品」は医師の診断による処方せんがなければ手に入らない薬です。

「一般用医薬品」：市販薬や大衆薬、あるいはOTC薬といった呼び方があります。これは「ちょっとかぜ気味かな？」というときに、町の薬局や薬店に行って買うことができる薬のことです。ですから、一般用医薬品には、あまり強い薬はありません。

「医療用医薬品」：病院や医院で医師に診察してもらった後、薬局や病院の窓口から渡される薬です。個々の患者さんに対して医師が判断して選ぶ薬で、一般用医薬品に比べて効き目の強い薬が多くなっています。診察の後、医師は薬の注文書である「処方せん」を書きます。それを患者さんは病院の薬剤部やお薬窓口、あるいは「処方せん受付」「保険調剤」などと表示してある薬局にもっていき、そこで薬をもらいます。

Q 「後発医薬品」って何ですか？

A 医療用医薬品には、「先発医薬品」と「後発医薬品」の二種類があります。先発医薬品は、最初に発売された薬で、新薬とも呼ばれています。

後発医薬品は、先発医薬品の再審査期間や特許期間（20から25年間）終了後に発売されるもので、先発医薬品と同じ成分、同じ効き目の薬で、ジェネリック 医薬品とも呼ばれています。後発医薬品は、研究開発費が少なくてすむため、値段が安いことが特徴です。

先発医薬品も後発医薬品も有効成分はまったく同じですので、基本的に、効果や副作用に差はないと考えてよいと思います。後発医薬品についても、品質・有効性・安全性については厚生労働省で審査されております。ただし、賦形剤や添加物の種類が多少異なるものがありますので、それが原因でアレルギーを起こすことがまったくないともいえません。

服用にあたってご心配なことがあれば、医師、薬剤師にご相談してみてください。

Q 「薬局」と「薬店」の違いはなんですか？

A **薬局**：薬剤師がおり、処方せんに基づいて調剤をすることができます。逆に「薬局」でないと処方せんによる調剤はできません。一般用医薬品も医療用医薬品も取り扱うことができます。

調剤薬局では、薬剤師がアレルギー歴や他の診療機関からもらっている薬との飲み合わせなど、患者さんの状況を確認しながら処方せんに基づいて調剤します。

薬店：「薬局」以外で医薬品を販売しているお店です。薬局との違いは処方せんによる調剤ができないことです。「○○ドラッグ」「薬の○○」「○○薬品」といった名前が使用され、薬店は「薬局」と名乗ることはできません。一般用医薬品のみ取り扱うことができます。

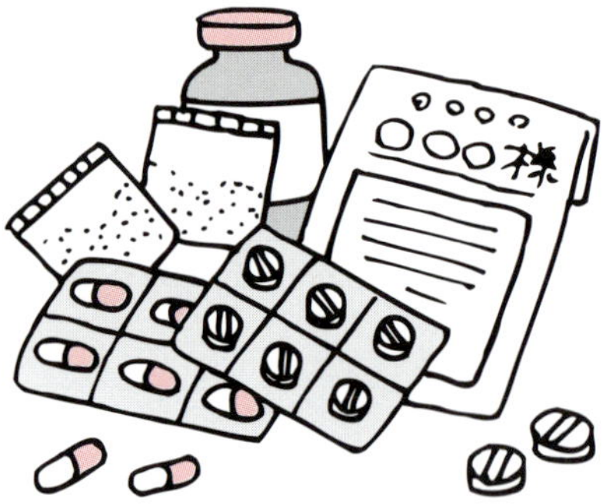

Q 「かかりつけ薬局」って何ですか？

A 「かかりつけ薬局」とはいつも自分が行くいきつけの薬局のことです。内科や整形外科、皮膚科など、患者さんが多数の診療科にかかっているとします。それぞれで痛み止めの薬が処方されていても、各診療科の医師は患者さんからの申告がない限り把握できません。ですから、同じ作用のある薬を重複して処方してしまう可能性があるのです。

その点、かかりつけ薬局をもっていて、すべての処方せんを同じ薬局で調剤していれば、患者さんがどこの診療科で何の薬を服用しているかがわかっていますので、薬の重複や相互作用がないかなどをチェックすることができるのです。

Q 院外処方せんには有効期限がありますか？

A 院外処方せんの有効期限は処方せんをもらった日(交付日)を含めて4日以内です。

これを過ぎたり、紛失した場合は、再度医師に処方せんを発行してもらわなければ、薬局で薬をもらうことはできません。処方せんをもらったら、早めに薬局に行って調剤してもらいましょう。

Q 処方せんは本人以外の人がもっていっても調剤してもらえますか？

A 処方せんは患者さん本人以外の代理の方でも受け取ることができます。患者さんが体の具合が悪かったり、外出が困難な場合は介護者が薬を受け取りにいくことができます。最近では、薬を配達してくれる薬局もあります。

Q 薬局に処方せんをもっていくとなぜいろいろと聞かれるのですか？

A 患者さんの体質、体の状態を聞き、薬のアレルギーや副作用のチェックをするためです。また、市販の薬を含め、他に飲んでいる薬があれば正確に薬剤師に伝えてください。

Q 患者のプライバシーは守られていますか？

A 法律で患者から聞いたことを他人に漏らすことは厳しく禁じられていますので、薬局の薬剤師はプライバシーを守ります。安心して相談してください。

調剤薬局で薬を受け取るまで

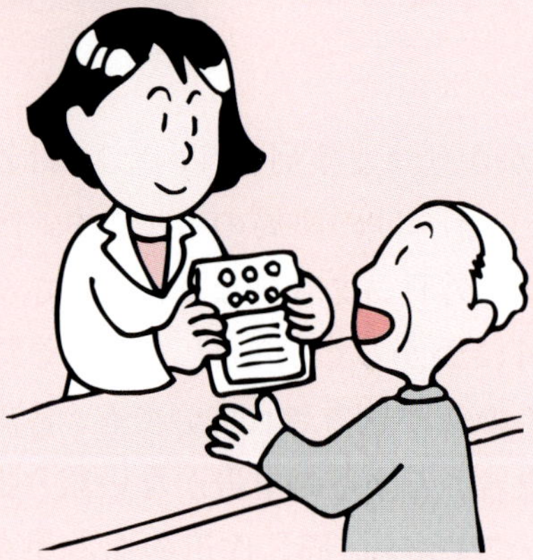

① 医師・歯科医師の診察を受けます。

② 院外処方せんをもらいます。

③ 院外処方せんを調剤薬局にもっていきます。

④ 調剤薬局の薬剤師が処方せんの内容を問題がないかチェックします。

⑤ 窓口で薬剤師による薬の説明を聞いて薬を受け取ります。

パート 2

暮らしと薬

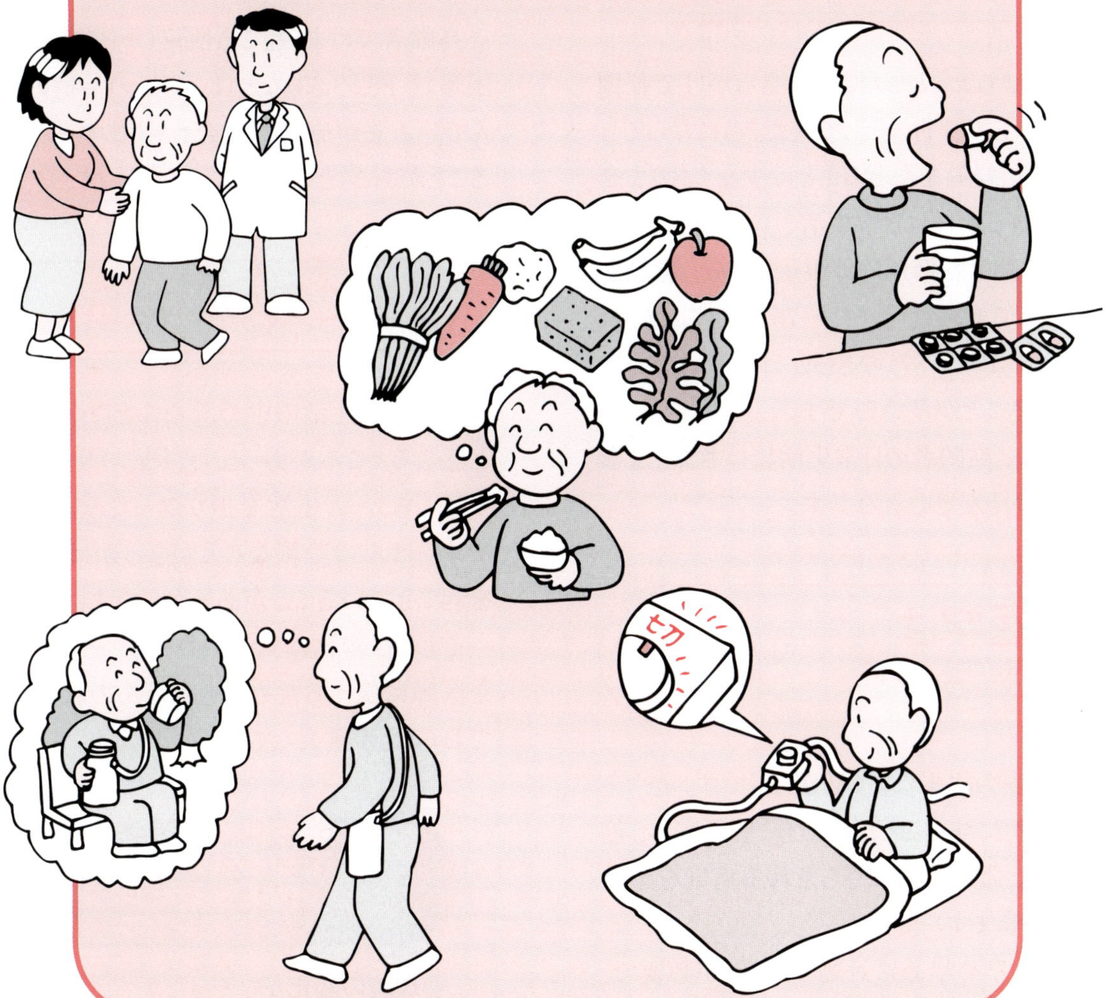

高齢者の日常生活

高齢者の暮らしにひそむ落とし穴

高齢者ではちょっとしたことがきっかけで転倒（➡P68～71）して骨折、そして寝たきりになってしまう、といった経過をたどることは少なくありません。転倒のきっかけは日常生活のいたるところにあります。それは転倒だけに限りません。環境がかわったことでせん妄（➡P72～75）が起こったり、また、脱水（➡P84～87）のきっかけも何気ない生活習慣にあることが多いのです。

このように、高齢者の日常生活にはさまざまな落とし穴がひそんでいるのです。

予防医学は日常生活から

高齢者医療の根本は「予防医学」です。たとえば脱水を未然に防ぐことだけでも、脳梗塞、心筋梗塞といった命の危険にさらされる病気を予防することができます。

ですから、早め早めに対処することが必要で、そのためにも、介護者がふだんの日常生活のちょっとした変化に気づくことがとても重要になってきます。

薬にも注意が必要

高齢者ではよく起こる便秘（➡P76～77）や排尿困難（➡P82～83）などは、病気の治療のために飲んでいる薬が原因の場合もあります。「薬でも起こることがある」ということを頭に置いておきましょう。

変化に気づいたら

ふだんの生活の中で、「なんとなく変だな」などと感じるところがあったら、「気のせいか」と考えずに、ちょっと生活を振り返ってみることが大切です。ほんの些細なことがきっかけでその症状を起こしていることがあるからです。

そして、変化に気づいたとき、そのときの様子を医師に伝えるためにもふだんの状態を把握しておくことが重要なのです。

チェックしておいてほしいこと

- 環境の変化がなかったか
- 最近、転んだり頭を打ったりしていないか
- 歩行に異常はないか
- 睡眠はちゃんととれているか
- おしっこの出に変化はないか
- 水分はきちんととれているか
- 最近、服用している薬に変更はないか

心の変化にも敏感になろう

心身ともに「老いる」ことは人間として生まれてきた以上避けることはできませんが、次第に心身の機能が失われていく厳しい現実に直面したとき、心の整理ができる人もいれば、失われていく変化に耐えられず混迷する人も少なくはありません。それによって、精神状態が混乱したり、行動力が低下したりといった変化が起こります。

しかし、こういった高齢者にみられる精神のちょっとした変化が、すぐに「認知症（痴呆）」などと思われることが少なくありません。

ですから、高齢期の心の変化は特に複雑で、ほんの些細なことがきっかけで元気がなくなったり物忘れのような症状が現れるということを理解しておく必要があるでしょう。

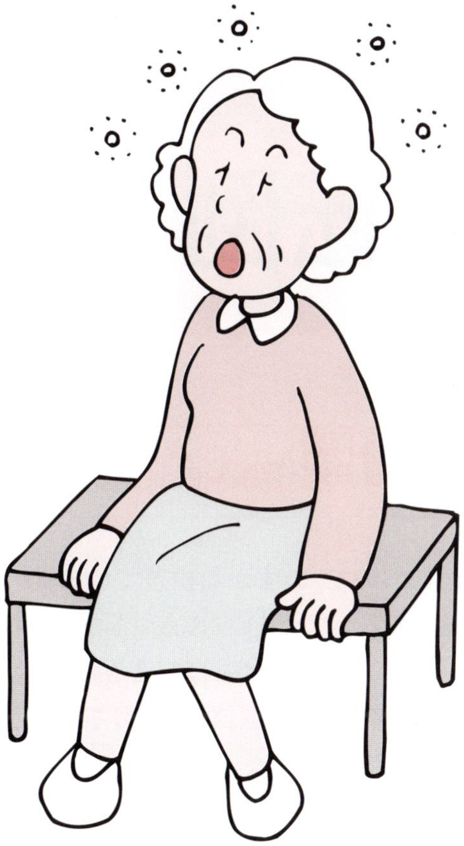

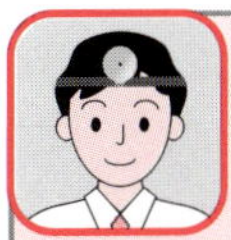

板垣先生の「医療と介護」

全人的医療の必要な高齢期

高齢者の病気では体の異常を薬などで治療するだけでは回復しない場合も多くみられます。発病や病状の悪化には社会環境、人間関係のストレスなどが大きく影響する場合があるからです。

心身の衰えから生じる日常生活の変化は、私たちの想像を超えて多岐にわたります。このような状態になったとき、どのような受け止め方をするかは一人ひとりの性格や心がまえ、生きてきた歴史などとの関係が深く、反応の仕方もまちまちです。ある人は自暴自棄になったり、閉じこもったり、またある人は老いてますます張り切ったりと、実に多彩です。

このように心身の変化は複雑に絡みあいながら相互に影響しあっているため、老年期の医療では症状のみにとらわれるのではなく、一人ひとりの生活の背景にも常に目を向ける「全人的医療」が重要なのです。

高齢者と深く関わる家族や関係者を含めて、この視点を忘れずに高齢者と関わることが重要といえるでしょう。

①転倒

高齢者の転倒はこわい

日常生活において、わずかな段差でつまずく、廊下で滑る、あるいはめまい・ふらつきなどのちょっとしたことが原因でしばしば起こるのが「転倒」です。高齢者の場合、転倒による骨折などが原因となって寝たきりにつながる場合が数多くみられます。さらに精神面ではうつ状態を招くことが多く、急激にADL（日常生活動作）が低下してしまうので注意が必要です。

転倒の原因

多くは不注意や身体機能の低下（身体的な老化）によって起こります。特別な病気がなくても、足腰の筋力の低下、視力や聴力の低下、反射的な防御反応の低下などで転倒しやすくなります。元気だといっても運動機能や筋力、反射的な反応、注意力などの能力が低下してくるのは加齢によるものですから避けられません。

転倒を引き起こしやすい病気や症状

代表的なものに、パーキンソン病、脳血管障害による片麻痺、認知症（痴呆）、正常圧水頭症、メニエール病、せん妄、めまい、たちくらみなどがあります。さらに、服用している薬が原因となる場合もあります。

転倒により起こる身体的な異常

転倒によって起こる体の異常として重要なのが骨折と脳障害です。特に脳障害として、転倒してから時間をおいて症状が出る慢性硬膜下血腫に注意が必要です。

①骨折

骨折は日常生活上の動作をさまたげ、寝たきりの原因になることもあるので、予防したいものです。高齢者では骨粗しょう症（骨がもろくなる）も多くなり、わずかな力がかかるだけで簡単に骨折します。

②脳障害

転倒すると脳の障害も高い確率で起こります。慢性硬膜下血腫、外傷性脳出血、急性硬膜外出血などで、特に慢性硬膜下血腫は多い脳障害です。これは、転倒などによる頭部打撲が主な原因です。転んだり、頭を打ったこと（外傷歴）を高齢者自身や家族がはっきりわかっていれば診断や治療もできますが、はっきりしない場合などでは後遺症として認知症（痴呆）様症状が現れることも少なくありません。

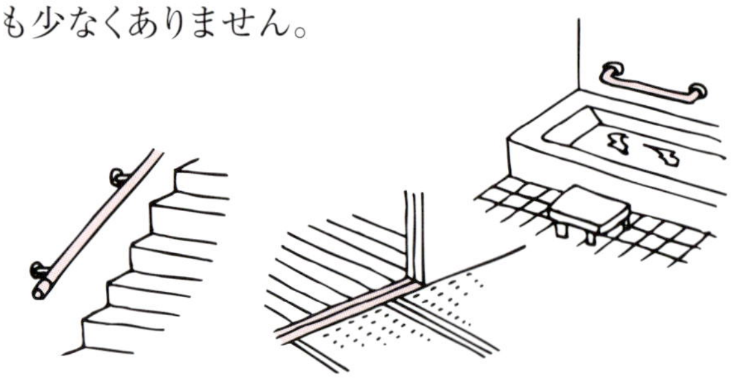

転倒は予防できる

転倒のきっかけになりやすい住まいの環境を整えること(階段、手すり、風呂場、段差など)、また、日頃飲んでいる薬の作用にも多少の知識をもつことが転倒の予防につながります。

床に敷いてある滑り止めマットなど、比較的うすいものにつまずくことがよくあります。また、とっさに可動式の家具やカーテンにつかまって転倒することもありますので、注意が必要です。風呂場での転倒を防止するには、お風呂の中に滑り止めのマットを敷く、手すりをつけることがまず考えられます。

外出するときは転ばないように服装や靴に注意し、さらに、路上にある障害物にも十分注意しましょう。

また、室内で滑り止めがついている靴下を履いている人で、足は前に進まないのに上体だけが前にいってしまって転んでしまうということがありますので、注意してください。

日頃から散歩などの適度な運動を行い、基礎体力の維持に努めることが大切です。

慢性硬膜下血腫に要注意

慢性硬膜下血腫は転倒などによる脳の打撲の衝撃によって、脳の硬膜とくも膜との間に徐々に出血が起き、その血液によって脳が圧迫された状態をいいます。特に高齢者は転倒しやすい状態にあるため、注意が必要です。

しかも、慢性硬膜下血腫では、症状が転んだ直後ではなく、1週間〜10日後に起こります。たとえば、転んで整形外科に入院して、脳のCTをとったところ、異常はみられないため、1週間足らずで退院しましたが、自宅に帰ってから歩行障害が出始め、そこで、再度CTをとったところ、硬膜下血腫が認められた、といったケースもあります。

症状としては「歩行がおぼつかない」「まっすぐ歩けずだんだん傾いていく」などの歩行障害と、「質問などに対する応答が鈍くなる」「とんちんかんなことをいう」「物忘れしやすい」などの精神的な変化が急激に現れます。しかも精神的な変化は「認知症の始まり」と判断されてしまうことがあります。

転んだり、頭部を打ったような形跡がなくても、それまで、生活に支障のなかった人が突然歩行に異常が出るとか、意識の障害などの症状が出たときには、慢性硬膜下血腫を疑ってみる必要があります。

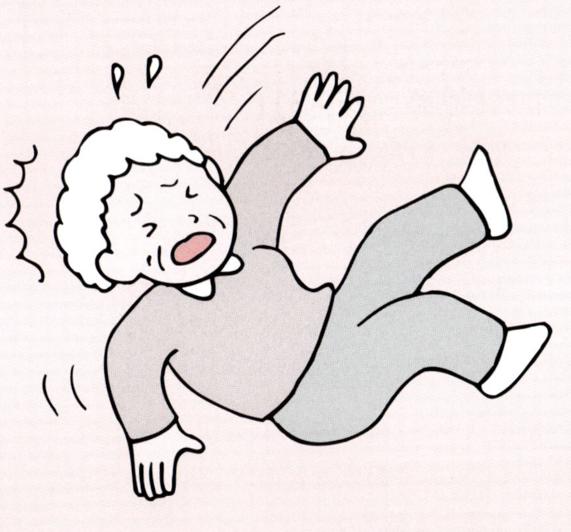

転倒と薬

転倒の原因として薬はとても重要です。眠気やめまい、脱力感を起こしやすい薬を服用している場合は特に注意が必要です。

①眠気・ふらつき・注意力低下を起こしやすい薬

抗不安薬（➡P130）

精神状態を安定させたり、体の緊張を緩める薬です。

代表的な薬

ベンゾジアゼピン系（ジアゼパム、ロラゼパムなど）、エチゾラムなど

睡眠薬（➡P97）

眠れない、寝つきが悪いなどの睡眠障害を改善する薬です。

代表的な薬

ベンゾジアゼピン系（ニトラゼパム、トリアゾラムなど）

抗精神病薬（➡P131）

興奮、幻覚、妄想などの症状を抑える薬です。

代表的な薬

塩酸クロルプロマジン、ハロペリドールなど

抗ヒスタミン薬（➡P132）

くしゃみや鼻水などのアレルギー症状を改善する薬です。

市販の「かぜ薬」などにも少量ながらも含まれている場合もあります。

代表的な薬

塩酸ジフェンヒドラミン、マレイン酸クロルフェニラミンなど

②失神やめまいを起こしやすい薬

糖尿病治療薬を使用中に血糖値が下がりすぎることでめまいを起こすことがあります。

経口血糖降下薬（➡P117）

インスリンの分泌をうながしたり、糖の分解をうながすなどで血糖値を下げる働きをする薬です。

代表的な薬

スルホニル尿素系（トルブタミド、グリベンクラミド、グリメピリドなど）

インスリン製剤（➡P117）

血糖値を下げる。

高血圧の治療薬を使用中に、血圧が下がりすぎることによってめまいを起こすことがあります。

血圧降下薬（➡P107）

心臓や血管に直接作用したり、または脳の心臓の働きをつかさどる部分に作用して血圧を下げる薬です。

代表的な薬

アンギオテンシン変換酵素阻害薬（カプトプリル、マレイン酸エナラプリルなど）、カルシウム拮抗薬（ニフェジピン、塩酸ジルチアゼムなど）、ベータ遮断薬（塩酸プロプラノロールなど）

利尿薬（➡P107）

腎臓に働いて尿量を増やすことで、むくみ（浮腫）を改善したり血圧を下げる薬です。

代表的な薬

トリクロルメチアジド、フロセミド、スピロノラクトンなど

③脱力感や筋肉の緊張低下を起こしやすい薬

抗不安薬

※P70の①眠気・ふらつき・注意力低下を起こしやすい薬参照

筋弛緩薬

筋肉の緊張を改善して、けいれんやつっぱり感、痛みなどを改善する薬です。

代表的な薬

塩酸エペリゾン、メトカルバモール、塩酸チザニジン、ダントロレンナトリウムなど

その他に薬の服用によって筋肉が固くなったり、歩行障害や姿勢の異常などのパーキンソン病に似た症状（パーキンソン症候群）を起こす薬によっても起きる場合があります（➡P104）。

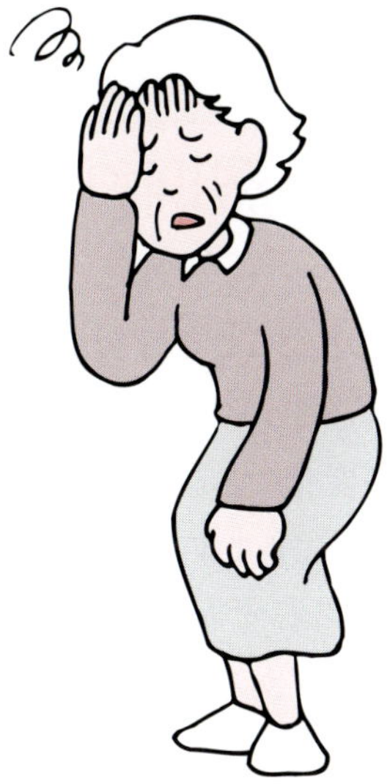

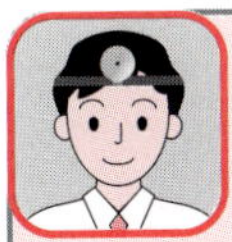

板垣先生の「医療と介護」

「寝たきり状態」って何でしょう？ その①

寝たきり状態とは

「寝たきり状態にはなりたくない」「避けて通りたい」という願望を口にする人を多くみかけます。しかし、人間は寝たきり状態になってから死ぬか、ポックリと死ぬかのいずれかであり、老化しながら必ず終わりが来るのです。

「寝たきり状態」とは、自分で寝たり起きたりという動作などができないために、ベッド上のみの生活を余儀なくされている状態のことで、その原因はさまざまです。

高齢になると、わずかな期間寝込んだだけでも、筋肉が退化（廃用性萎縮）して筋力が低下したり、筋肉が固くなって（拘縮）歩行困難な状態になりやすくなります。

たとえば、足の骨を折って1カ月くらい入院した場合、骨折が治っていざ歩こうとすると足がフラフラして、自力ではトイレにも歩いて行けなくなってしまうことがあります。

このような場合は、ちょっとした介助と歩行訓練でまもなく筋力もついて歩行もできるようになりますが、介護する家族が忙しいなどの理由で、日中は一人で過ごしているような状況では、一日中横になっているなどの楽な姿勢を保ってしまい、その結果筋力は急速に低下してしまいます。

このように、「寝たきり老人」はちょっとした油断で生まれてくるのです。

（続きはP75へ）

②せん妄

せん妄は突然現れる

高齢者はちょっとしたことで骨折したり、病気になりやすいものです。さらに、老化にともなって視力が低下したり、骨の変化から腰痛や背部痛などで、苦しむことが多くなってきます。それまで普通に生活していた人に起こるわずかな「変化」がきっかけとなり突然現れることがあるのが「せん妄」です。

せん妄とは

「せん妄」とは急に現れる軽い意識の障害のことです。まったく正常であった人が数時間から数日のうちに急激に症状が現れます。日によって、あるいは時間によって症状に大きな変動がみられ、突然、まるで別人であるかのような精神症状が現れます。

せん妄の原因やきっかけ

①何らかの体の変化、②精神心理的な変化、③環境の変化と、さらに服用している薬が原因となる場合もあります。

①何らかの体の変化

心不全、心筋梗塞、骨折、手術、脱水、低血糖、発熱、肝臓病、急性腰痛、肺炎などの感染症、視力や聴覚の低下など

②精神心理的な変化

うつ病、認知症（痴呆）、睡眠障害（不眠）、パーキンソン病、病気に対する不安、家庭内の悩みやトラブルによるストレス、経済的な問題、行動範囲の狭まりなど

③環境の変化

改築、引越、死別、入院など

せん妄の主な症状

- 昼夜の逆転が起こる
  日中は正常で夜間に不眠がちになり、夜中に家の中を歩き回ったりする（夜間せん妄）
- 周りの注意に耳をかさなくなる
- 興奮して大声をだしたり、暴力的になる
- 日中にウトウトした状態（傾眠）になることがある
- 突然とんちんかんなことをいうなど、幻覚や妄想、錯覚が現れる

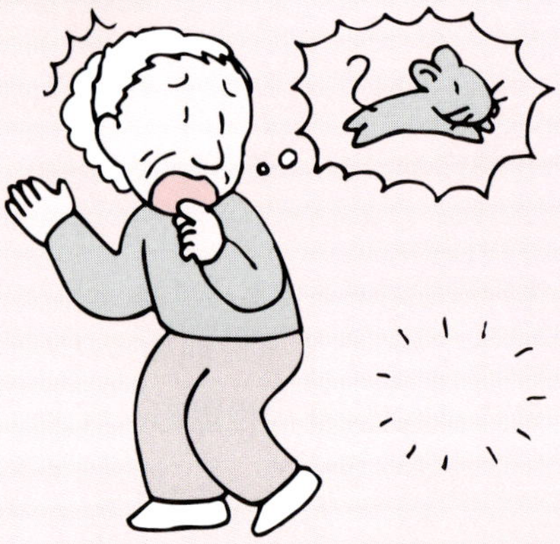

せん妄と認知症は違う

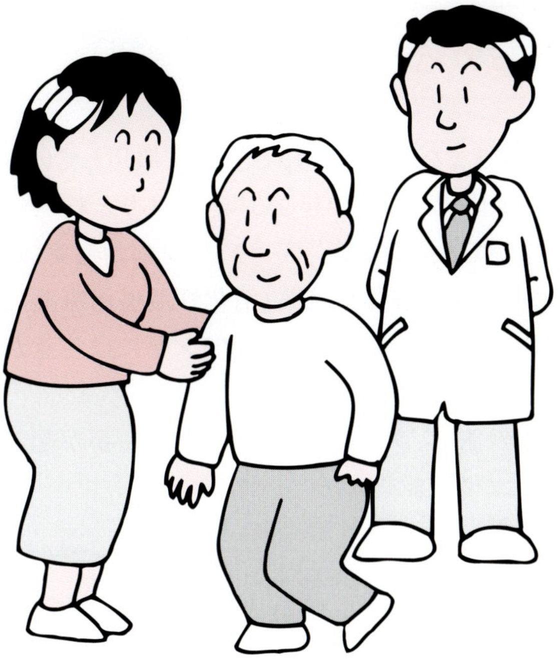

せん妄は治療可能な「認知症様」症状です。ですから、認知症のような症状があるからといって、簡単に「認知症だ」などと決めつけないことが大切です。

また、認知症の患者さんにも同じような症状が現れることがあり、そのような症状は「認知症の悪化」などと判断されることがあります。

認知症と違い、せん妄は早くに治療すれば、症状はよくなりますので、急におかしな行動・言動などが現れたら、まずは行動をしっかりと観察して、医師にそのときの様子や経過などを報告することが大切です。

せん妄と認知症の違い

	せん妄	認知症(アルツハイマー型)
①発症	●発症日時がほぼ特定できる ●急激に発症する	●発症日時が漠然としていて、特定できない ●家族が気づいたときには発症して数カ月～1・2年たっている場合がある
②経過	●多くは一過性 ●日中は静穏で、夜に悪化する	●時の経過とともに進行する ●1日を通して同じ状態
③症状の変化	●呼びかけなどの刺激に反応して回復したかにみえるが、すぐもとの混濁に戻る	●認知症状は一貫して変わらない
④精神機能の変化	●昼はまったく問題なかった人が夜になって支離滅裂になったり、家族や時間がわからなくなったりと、短時間で一挙に症状が現れる	●トイレの場所がわからなくても、家族のことは認知しているというように、機能の欠落と保持が混在しながら年を経るにつれて徐々に精神が崩壊していく
⑤回復の可能性	●原因をとりのぞけば回復する	●回復しない

せん妄と薬

さまざまな条件により、ときとして服用している薬が原因でせん妄が起こる場合があります。

なかでも抗不安薬、パーキンソン病治療薬、ヒスタミンH_2受容体拮抗薬（消化性潰瘍治療薬）、消化管運動改善薬、抗ヒスタミン薬には注意が必要です。

その他に、アルコール摂取でもせん妄が起こることがあります。

抗不安薬（➡P130）

精神状態を安定させたり、体の緊張を緩める薬です。

代表的な薬

ベンゾジアゼピン系（ジアゼパム、ロラゼパムなど）、エチゾラムなど

抗精神病薬（➡P131）

興奮、幻覚、妄想などの症状を抑える薬です。

代表的な薬

塩酸クロルプロマジンなど

睡眠薬（➡P97）

眠れない、寝つきが悪いなどの睡眠障害を改善する薬です。

代表的な薬

ベンゾジアゼピン系（ニトラゼパム、トリアゾラム）など

抗うつ薬（➡P99）

ゆううつ、不眠、おっくうなどの抑うつ症状を改善する薬です。

代表的な薬

三環系（塩酸イミプラミン、塩酸アミトリプチリン）、四環系（塩酸マプロチリン、塩酸ミアンセリン）

スルピリド（ストレス性の胃・十二指腸潰瘍の治療にも使われる）

パーキンソン病治療薬（➡P103）

パーキンソン病の症状（手のふるえ、動作がおそくなる、筋肉がこわばる）を改善する薬です。

代表的な薬

L-dopa製剤（レボドパなど）、抗コリン薬（塩酸トリヘキシフェニジルなど）、塩酸アマンタジン、メシル酸ブロモクリプチンなど

ヒスタミンH_2受容体拮抗薬（消化性潰瘍治療薬）（➡P115）

胃酸の分泌を抑える薬です。「H_2ブロッカー」とも呼ばれています。

代表的な薬　シメチジンなど

消化管運動改善薬

胃腸の運動を整え、吐気を抑える薬です。

代表的な薬

メトクロプラミド、シサプリドなど

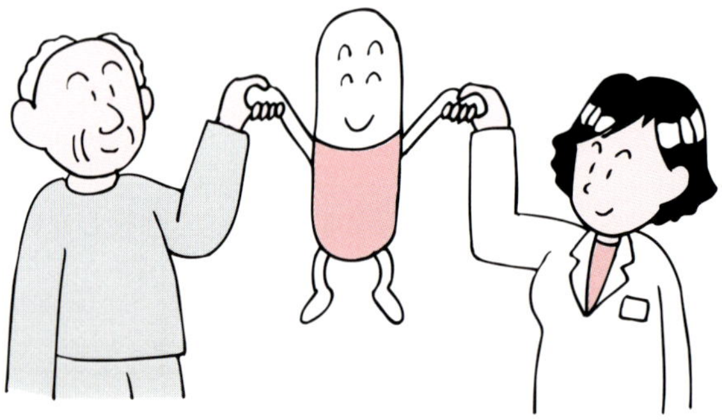

抗ヒスタミン薬（➡P132）

くしゃみや鼻水などのアレルギー症状を改善する薬です。市販のかぜ薬などにも少量ながらも含まれている場合があります。

代表的な薬

塩酸ジフェンヒドラミン、マレイン酸クロルフェニラミンなど

糖尿病治療薬（経口血糖降下薬、インスリン注射）を使っている場合、薬の作用によって血糖が下がりすぎることで、ときとして「せん妄」のような症状が現れることがあります。

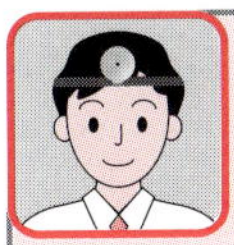

板垣先生の「医療と介護」

「寝たきり状態」って何でしょう？ その②

「寝たきり」の原因やきっかけ

「寝たきり」の原因やきっかけとしていくつか挙げられますが、脳卒中の後遺症による麻痺が原因の第一となっており、注意が必要です。

①脳卒中後の麻痺

軽い麻痺ならば、わずかな期間のリハビリテーション（機能訓練）で避けることも可能。

②骨折

放置しておくと骨が固まってしまい、そのことが原因で寝たきり状態になってしまうことが多い。

③肥満

（➡P112〜113）

④身体病による安静持続

心臓病やがんなどで安静にしていることが多くなるので、筋肉の萎縮や筋力の低下が起こる。

⑤視力の低下

白内障、緑内障、糖尿病性網膜症などによる視力障害で、あまり歩かなくなるために起こる。

⑥認知症（痴呆）の末期

病状の進行したときは避けられないが、徘徊や暴力行為、不穏状態などの問題行動が強いときに薬が使われすぎることでなることもある。

その他に、腰痛や膝関節痛（特に肥満を合併している場合）や、手術後の合併症で長期の安静が必要となった場合などに、寝たきりになることが少なくありません。

「寝たきり」にならないためには

脳卒中は動脈硬化が原因となって発症しますので、動脈硬化を避けることが予防につながります。

動脈硬化をすすめる因子（危険因子）である「肥満」「高血圧」「脂質異常症（高脂血症：コレステロール、中性脂肪の上昇）」「糖尿病」「喫煙」「ストレス」をいかに減らすかが重要です。

その他、ふだんの生活に注意して骨折を予防することも大切です。

③便通異常

高齢者に多い便秘

便秘は、腸管の中に便が長い間残っている大腸の異常です。

年齢に関係なくもっとも多くみられる腸の異常ですが、特に高齢者では、便通異常の70%は便秘といわれ、よく「高齢者の便秘を治す医者は名医である」ともいわれています。

排便のしくみ

食べた物は食道、胃、小腸（十二指腸、空腸、回腸）、大腸（上行結腸、横行結腸、下行結腸）と直腸を通過して、肛門から排せつされます。

すべての消化器官が順調に機能するには、自律神経が重要な役割を果たしています。

腸の運動も自律神経によって調節され、交感神経と副交感神経の2つの自律神経がうまくバランスをとりながら機能を発揮しています。

便秘の原因

便秘の原因は大きく２つに分けられますが、高齢者にみられる習慣性の便秘のほとんどは下の①にあたります。また、服用している薬の影響も考えられます。

①機能的な原因

食事、水分、食物繊維の摂取量が不足がちになり腸管への刺激が低下していること、腸の筋肉の機能が低下していることなどで腸の働き（蠕動運動）が低下します。その他に運動不足や生活習慣も関係します。

②器質的な原因

腫瘍やがんがあったり、腸の手術をした後に腸管がくっついたり、腸が狭くなってしまうことがあります。

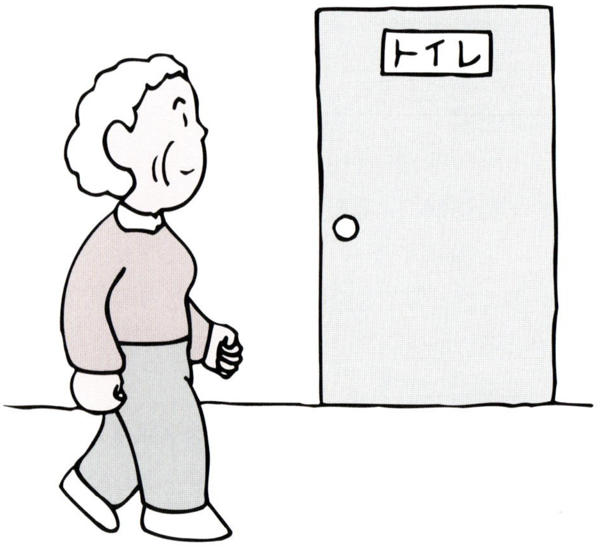

便秘を改善するためには

その①

義歯がうまく合わないことから噛む力が衰え、食事がきちんととれていない場合があります。ですから、正しく義歯を調整して、食物繊維の多い食品（野菜、果物、いも、こんにゃく、海藻など）を多く食べるように心がけましょう。

また、冷水や牛乳など水分をなるべく多く飲むこともおすすめです。

その②

運動や腹部のマッサージなどを積極的に行い、腹筋を強くしましょう。

その③

便意の有無に関係なく、時間を決めてトイレに行く習慣をつけましょう。介護者が決まった時間にトイレに誘導するなどの配慮も大切です。

その④

咀嚼力が落ちていると、食物繊維の多い食品をとることがむずかしいことがあります。そのような場合は、食物繊維のとれる飲み物などで、上手に食物繊維をとり入れましょう。

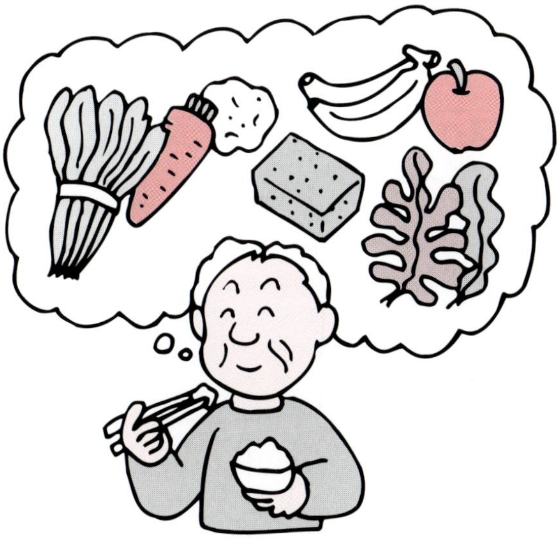

便秘と薬

服用している薬によって便秘が起こる場合があります。

特に消化性潰瘍治療薬や、パーキンソン病治療薬などで、抗コリン作用（➡P78）のある薬には注意が必要です。

①代表的な抗コリン作用のある薬

パーキンソン病治療薬（➡P103）

パーキンソン病の症状（手のふるえ、筋肉がこわばる）を改善する薬です。

代表的な薬

塩酸トリヘキシフェニジル、塩酸ビペリデンなど

抗うつ薬（➡P99）

ゆううつ、やる気が起きない、おっくう、眠れないなどのうつの症状を改善する薬です。

代表的な薬

塩酸イミプラミン、塩酸アミトリプチリンなど

消化性潰瘍治療薬（胃酸分泌抑制薬）（➡P115）

胃酸の分泌を抑える薬です。

代表的な薬

塩酸ピレンゼピンなど

消化性潰瘍治療薬（鎮痙薬）（➡P115）

胃や腸の痛みを抑える薬です。

代表的な薬

臭化ブチルスコポラミン、塩酸ピペリドレートなど

尿失禁治療薬

膀胱を収縮させる筋肉の作用を抑えたり、膀胱の緊張を取り除くことで、尿失禁を改善する薬です。

代表的な薬

塩酸フラボキサート、塩酸プロピベリンなど

②その他の薬

制酸薬(水酸化アルミニウムゲルなど)麻薬性の鎮痛薬(モルヒネなど)、鎮咳薬(リン酸コデインなど)、鉄欠乏性の貧血治療薬(鉄剤)、カルシウム拮抗薬(ニフェジピンなど)、不整脈治療薬(ジソピラミドなど)、利尿薬(フロセミドなど)でも起こることがあります。

抗コリン作用とは？

抗コリン作用とは、簡単にいうと「アセチルコリンという神経伝達物質の働きをじゃまする薬」のことです。

体内の各臓器の働きをつかさどる2種類の自律神経(交感神経と副交感神経)は、神経線維の末端から神経伝達物質を分泌し、臓器や組織の表面にある伝達物質を受け入れる場所に働かせることで、各組織や臓器に反応を起こしています。そのうちの1つであるアセチルコリンは神経伝達物質としていくつもの臓器で働いています。ですから、「抗コリン薬」には、さまざまな用途があるのです。

脳で働く抗コリン薬は…
　パーキンソン病治療薬

胃で働く抗コリン薬は…
　胃酸分泌抑制薬
　鎮痙薬

膀胱で働く抗コリン薬は…
　尿失禁治療薬　　　　　など

もうひとつの便通異常—下痢

大腸の運動が異常に活発になっていたり、腸からの水分の吸収がうまくできなくなることなどによって起こる便通の異常です。下痢をすると排便の回数が増え、軟便で量も多く、粥状だったり、水様だったりします。

下痢の原因

細菌やウイルス感染、腫瘍などの病気によるものから、心因性(精神的なストレスなど)のものまで原因はさまざまで、早期の検査や治療が必要な場合があります。腫瘍が原因で起こることも少なくないため、下痢が続くようであれば検査をする必要があります。

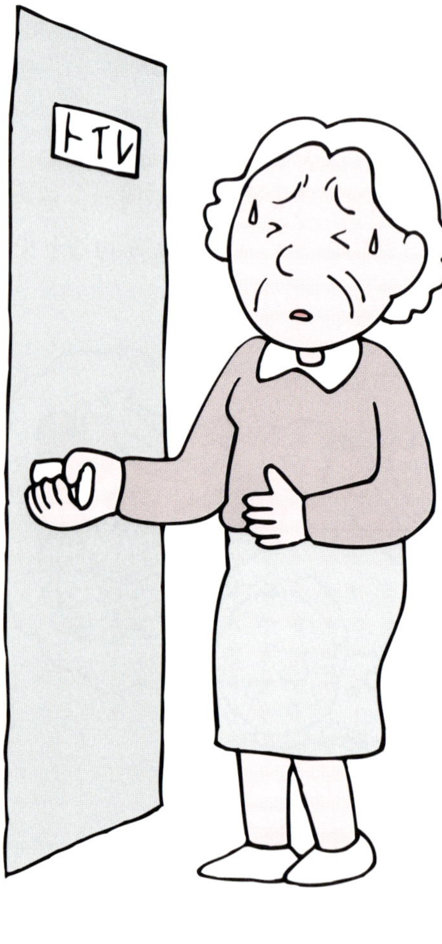

下痢による脱水に要注意

高齢者の下痢はただちに脱水につながり、別の病気を引き起こしますので十分な注意が必要です。
また、脱水から全身衰弱につながりやすく、点滴などによる早期治療が重要です。

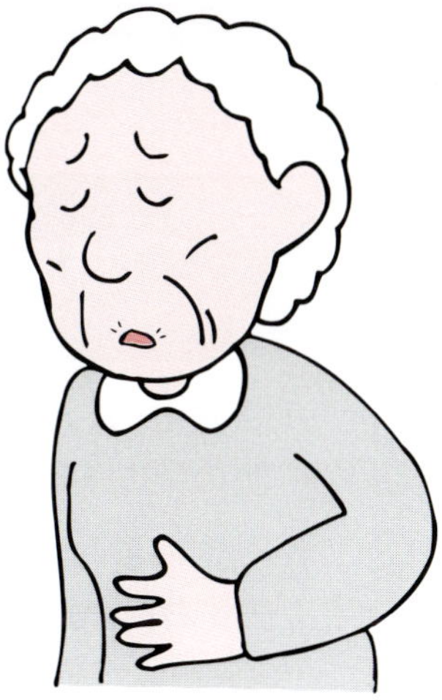

抗生物質と下痢の関係

感染症の治療に使われるのが抗生物質などの抗菌薬ですが、その抗菌薬を服用することで下痢が起こることがあります。

抗生物質は感染症の原因菌を殺す薬です。私たちの体の中にはもともと住んでいる微生物（常在菌）がいます。こうした微生物は体内で細菌叢（そう）というグループをつくり重要な働きをしていますので、なくてはならないものです。そのようないくつもの細菌叢が互いに均衡を保って共存しているのです。

しかし、抗生物質はこの細菌叢の微生物にも作用し、殺してしまいます。そして、腸内細菌の細菌叢のバランスが崩れると、下痢や腹痛が起こるのです。

急性腸炎

小腸や大腸に起こる腸粘膜の異常で、細菌感染（食中毒）やウイルス感染などの感染症が代表的です。

梅雨時や夏の暑い時期など、食べ物が腐りやすい時期には、細菌性の下痢が多発しやすく、油断は禁物です。

また、かぜが流行しているときはウイルス性の下痢も起こりやすいので注意が必要です。消化の悪い食べ物や冷たい物の飲みすぎ・食べすぎ、おなかの冷やしすぎなどの刺激でも起こります。

主な症状は腹痛や下痢ですが、ときには発熱もみられます。

慢性腸炎

急性腸炎と同じく、小腸や大腸に起こる腸粘膜の異常です。急性腸炎と比べて腹痛や下痢などの症状は軽いのですが、長期間持続するために全身の衰弱や栄養低下などを引き起こしやすい点が問題です。胃酸が出ない無酸症の人やすい臓に機能障害がある人、アルコール多飲者などに多くみられますが、原因不明な場合も少なくありません。

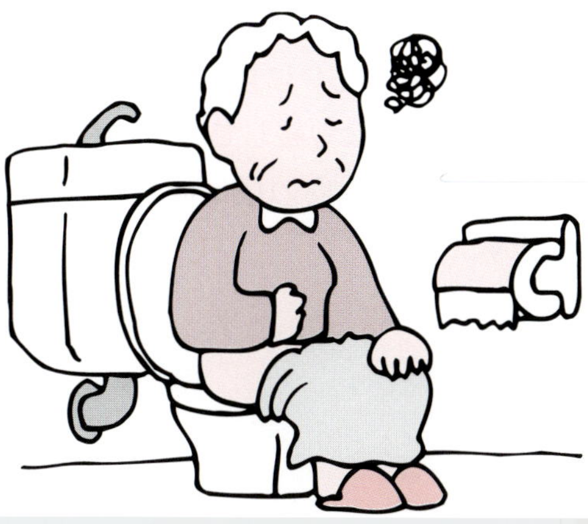

④排尿異常

排尿異常とは

尿は腎臓でつくられると膀胱に送られ、一定量がたまると膀胱内の圧力が高まり、尿意を感じて体外に排出されます。こうした一連の流れに何らかの問題が生じたとき、失禁などの排尿異常が起こります。

排尿のしくみ

排尿の機能は、自律神経がコントロールしています。自律神経の働きは、本人の意思に影響されることはほとんどなく、自動的に全身のいろいろな臓器（心臓、肺、膀胱、血管など）の機能を調節しています。

自律神経系は、交感神経と副交感神経の2つの神経系に分かれ、この両者がうまくバランスを保ちながら機能しています。この働きは脳の中枢でコントロールされています。

排尿するときには尿道括約筋の弛緩と同時に膀胱が収縮して、尿は完全に排出されます。排尿しないときは、膀胱は弛緩して尿道括約筋は緊張しているため、膀胱内の尿は漏れないようになっています。

排尿のしくみ

①腎臓でつくられた尿は尿管を通って膀胱の中に一時的にためられます。

②一定の量の尿が膀胱にたまると尿意をもよおします。

高齢者の排尿の特徴

○腎臓の機能が低下していることが多い

○排尿回数が多くなる（特に夜間）

○少量で尿意をもよおす

若年者は通常300ccくらいから尿意をもよおすが、高齢者は100ccくらいでもよおす

○排尿に時間がかかる（尿の切れが悪い）

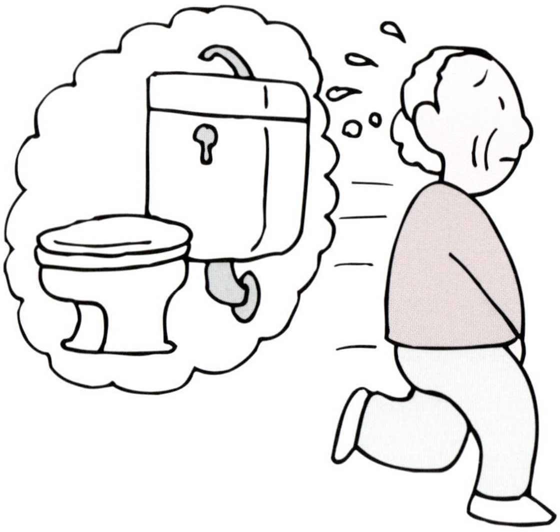

①尿失禁

尿失禁とは

尿をがまんすることができず、意思に関係なく尿が漏れてしまうことです。

尿失禁は高齢者に比較的起きやすい排尿異常で、尿失禁を起こしてしまったことが精神的なダメージになることも少なくありません。

尿失禁の原因

①腹圧性尿失禁

高齢者でもっとも多い失禁のタイプです。尿道を閉じる力が加齢とともに低下するために起こります。せきやくしゃみ、階段の上り下りなどで腹圧が高まったときに起こります。

②その他の尿失禁

歩行障害があったり、手指の動きがうまくいかずにズボンのチャックがおろせないといった機能低下によって起こることがあります。

一時的な尿失禁の原因としては、水分のとりすぎ、便秘、せん妄状態などがあげられます。

脳血管障害や認知症（痴呆）、パーキンソン病などの病気でも起こります。また、認知症でトイレの場所がわからないといった理由もあります。

さらに、トイレが部屋から離れていて間に合わなかったり、トイレの様式（和式・洋式）などが原因でも失禁は起こります。

尿失禁と薬

利尿薬を服用している場合、薬の作用によって尿の量が多くなりますので、それによって尿失禁を招く場合があります。

利尿薬 ➡p107

腎臓に働いて尿量を増やすことで、むくみ（浮腫）を改善したり、血圧を下げる薬です。

代表的な薬

トリクロルメチアジド、フロセミド、スピロノラクトンなど

その他に、睡眠薬（ニトラゼパムなど）や抗不安薬（ジアゼパムなど）、抗精神病薬（塩酸クロルプロマジンなど）を服用している場合にも尿失禁が起こることがあります。

②頻尿

頻尿とは

1日の排尿回数が異常に多くなることです。たとえば精神的に緊張しやすい人や尿失禁などへの不安が強い場合に現れることがあります。

頻尿には「神経性頻尿」と呼ばれるものもあります。ある時間帯、特に昼間に膀胱内にほとんど尿がたまっていないのに、ひんぱんに尿意をもよおしてしまうものです。神経質な人によくみられます。

頻尿の原因

頻尿の原因としては以下のようなものがあります。

○膀胱炎
○前立腺肥大症（初期）
○糖尿病（多尿になる）
○精神的な緊張
○感情のたかぶり　など

夜間頻尿に要注意

夜中に1～2時間ごとにトイレに起きる「夜間頻尿」があると、ほとんど熟睡できません。さらに抑うつ状態を合併していることも少なくありません。

こうした症状は抗不安薬（➡P130）などで改善することもありますので、医師に相談してみましょう。

頻尿と薬

利尿薬を服用している場合、薬の作用によって尿の量が多くなりますので、それによって頻尿（多尿）を招く場合があります。

利尿薬（➡P107）

腎臓に働いて尿量を増やすことで、むくみ（浮腫）を改善したり血圧を下げる薬です。

代表的な薬

トリクロルメチアジド、フロセミド、スピロノラクトンなど

③排尿困難

排尿困難とは

膀胱を収縮する神経の障害で、残尿（排尿しても膀胱内に尿がかなり残っている）や尿閉（尿が出ない）があります。

残尿の量が増えると、持続的な細菌尿（いつも尿中に細菌がある状態）や膀胱炎を繰り返し起こしやすくなります。糖尿病の患者さんなどにも多く見受けられます。

排尿困難の原因

代表的な原因としては男性では前立腺肥大（➡P83）で、膀胱には十分に尿がたまっているのに排尿できない状態です。

もし相当量の尿がたまっていれば下腹部が膨らんできますので、早めにカテーテルで尿を出す必要があります。尿量が極端に少なくなっているときは、疑ってみる必要があります。

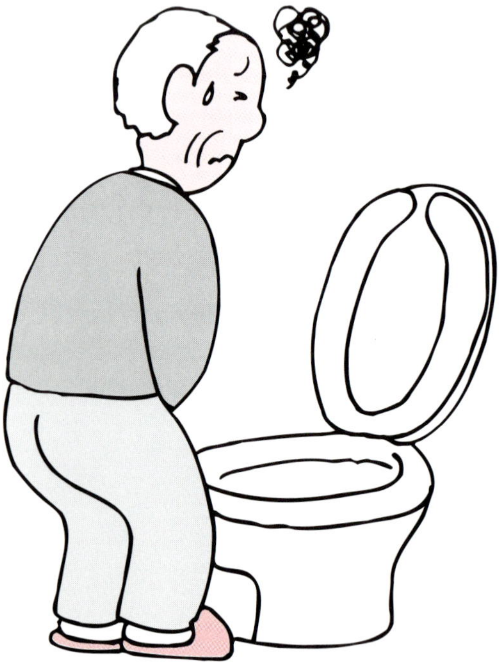

排尿困難と薬

パーキンソン病治療薬や消化性潰瘍治療薬などの「抗コリン作用」のある薬を服用している場合、排尿困難（尿閉）が起こることがあります。

代表的な抗コリン作用のある薬

パーキンソン病治療薬（➡P103）

パーキンソン病の症状（手のふるえ、筋肉がこわばる）を改善する薬です。

代表的な薬

塩酸トリヘキシフェニジル、塩酸ビペリデンなど

抗うつ薬（➡P99）

ゆううつ、やる気が起きない、おっくう、眠れないなどのうつの症状を改善する薬です。

代表的な薬

塩酸イミプラミン、塩酸アミトリプチリンなど

消化性潰瘍治療薬（胃酸分泌抑制薬）（➡P115）

胃酸の分泌を抑える薬です。

代表的な薬

塩酸ピレンゼピンなど

消化性潰瘍治療薬（鎮痙薬）（➡P115）

胃や腸の痛みを抑える薬です。

代表的な薬

臭化ブチルスコポラミン、塩酸ピペリドレートなど

抗ヒスタミン薬（➡P132）

くしゃみや鼻水などのアレルギー症状を改善する薬です。市販の「かぜ薬」にも含まれている場合があります。

代表的な薬

塩酸ジフェンヒドラミン、マレイン酸クロルフェニラミンなど

前立腺肥大症とは？

「前立腺肥大症」とは、男性の膀胱のすぐ下にある前立腺という器官が加齢にともなって肥大する病気です。前立腺が大きくなることで、膀胱の尿の出口が圧迫され、さまざまな排尿障害が起こります。前立腺肥大症では頻尿、失禁、尿閉の排尿異常の症状がすべて現れるのが特徴です。

まずはじめの症状として頻尿が現れます。特に夜間に頻尿になりますが、尿の出も悪くなります（尿閉）。

次に、尿の出がますます悪化すると、今度は残尿感が強くなります。

さらに病状が進行すると下腹部が肥大（ときには小児の頭くらいの大きさになることがあります）し、膀胱に尿がたまって尿意を感じるものの、尿が出せない状態になり、尿失禁が起こってきます。

治療は、薬による治療と手術による治療とがあります。

前立腺肥大症では、夜間の頻尿などで十分眠れなくなり、また夜の頻尿が心配だからといって水分の摂取を控えてしまうことがありますが、脱水状態になってしまいますので、水分はきちんととるようにしましょう。

⑤脱水

あなどれない脱水

人の体には大量の水分が含まれ、健康の維持に重要な役割を果たしていることはよく知られています。

「脱水」とは、体内の水分量が少なくなった状態のことです。

加齢とともに体内にためておける水分量は次第に少なくなります。ですから、老年期になると簡単に水分不足(脱水)を起こしてしまうのです。

しかも、脱水は自覚症状が乏しいため、気づかないうちに徐々に脱水になっていることがあります。

さらに、脱水が引き金となって重い病気や異常な状態を招いてしまいますので、脱水をただの「水分不足」とあなどってはいけないのです。

1日に必要な水分量は？

人の体からは普通の状態でも1日につき尿や便から1.5リットル以上、その他に皮膚からは汗として約0.8リットル程度の水分が自然に失われています。

つまり、体の水分バランスを保つためには、毎日約2リットル近くの水分を補給しなければ、水分不足になってしまうというわけです。

脱水の原因

日常的でしかも急激に起こるのが下痢や嘔吐による脱水です。その他に発熱、発汗、やけど、出血でも起こります。

脱水によって起こる体内変化

普通、人の体は脱水状態になると喉の渇きを感じて自然に水分を補給したくなります。しかし、年をとるにしたがって、水分が不足しても喉の渇きを感じにくくなってきますので、脱水を見過ごしてしまうことが多くなります。

脱水状態をそのまま放置していると血液の濃度が濃くなり、血液の流れが悪くなってしまいます。また、老廃物などが血液中に増え、血糖値も高くなります。

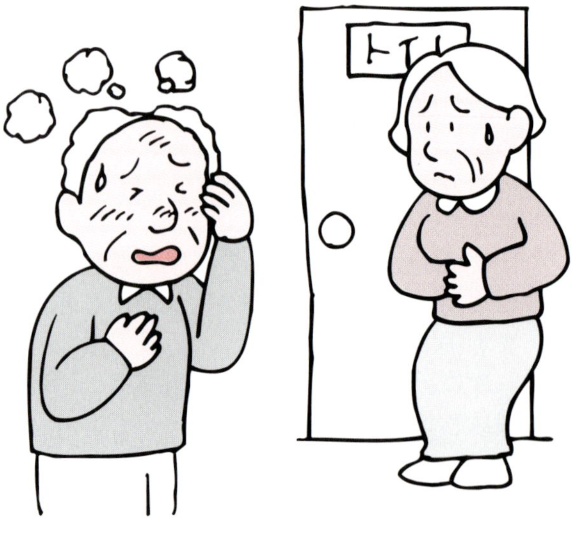

脱水によって起こる可能性のある病気や状態

脳梗塞、心筋梗塞

脱水によって血液が濃くなり、そのため血液が固まりやすくなるために起こります。一般的に動脈硬化も強くなっている高齢期では起こりやすい病気です。

高血糖

脱水によって血糖値が高くなります。さらに、それによって昏睡状態になることもあります。特に高齢者は「糖尿病が軽い」と思って油断していると、食欲の低下や発熱などによる脱水がもとで突然症状が悪化する場合もあります。

せん妄状態（➡P72）

軽い意識障害ですので、早く治療をすれば元に戻りますが、治療が遅れると認知症（痴呆）様症状（➡P88）が残ることもあります。

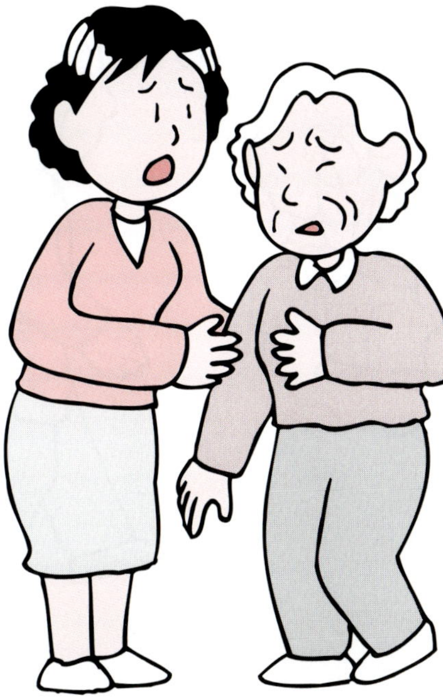

脱水と薬

利尿薬を服用している場合、薬の作用によって尿の量が多くなりますので、その結果、脱水を招く場合があります。

利尿薬（➡P107）

腎臓に働いて尿量を増やすことで、むくみ（浮腫）を改善したり血圧を下げる薬です。

代表的な薬

トリクロルメチアジド、フロセミド、スピロノラクトンなど

むくみと利尿薬

利尿薬は、本来腎臓や心臓、肺などの機能の異常によりむくみが出る場合に、それらの臓器の負担を解消するために使用する薬です。

ですから、むくみが出たらすぐに利尿薬を、と考えずに、心臓に負担がかかっていないか、肺や腎臓の機能が落ちていないかを確かめなければなりません。

特に高齢者では、利尿薬を使うことで、簡単に水分バランスを崩すことになりますので、十分に注意が必要です。

気になる脱水の症状

脱水は以下のような症状をともなうことがありますので、ふだんからよく観察し、ちょっとおかしいなと思ったらすぐに医師に相談しましょう。

主な脱水の症状

- 皮膚や舌が渇いている
- 尿量が少なくなった
- 尿の色が濃くなった
  ※特に朝起きて一番目の尿に注意しましょう。
- ぐったりしていて元気がない
- もうろうとしている
- 大声を出したり、意味不明なことをいう（せん妄状態）
- 脈がはやくなる

さらに、食欲が低下することもあります。

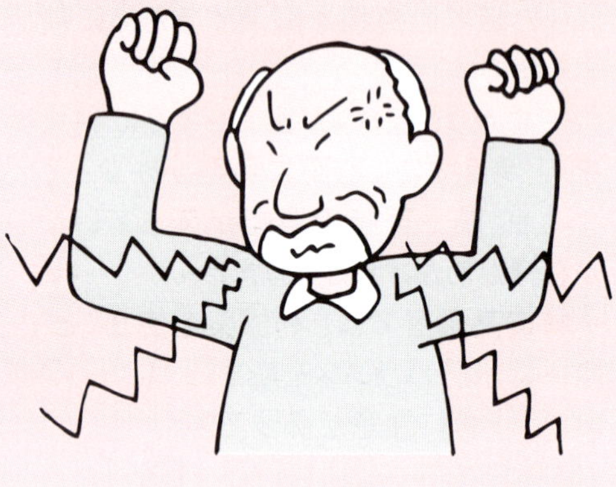

注意すべき点と予防

①ふだんから湯茶をよく飲むように心がけましょう

散歩などに出かける際は必ず水分を持参しましょう。また、帰宅後忘れずに水分を補給することも大切です。

特に、高齢者ではのどの渇きを感じにくくなっているため、水分不足が見落とされがちです。本人がのどが渇いたといわなくても、なるべく水分をとるようにしましょう。

夜中にトイレが近くなるため夕方から湯茶を飲むのを控える高齢者が多くいます。特に、過去に脳梗塞などを患っている方は、夜間のトイレの回数が多くなるのを気にして水分を制限しがちですので、いつも水分を十分に補給するように心がけてください。

また、発熱時はふだん以上に体内からの水分の蒸発が多くなりますので、水分を多く含んだ食べ物をとるように心がける必要があります。おかゆや果汁などは、その意味でも適当な食物です。

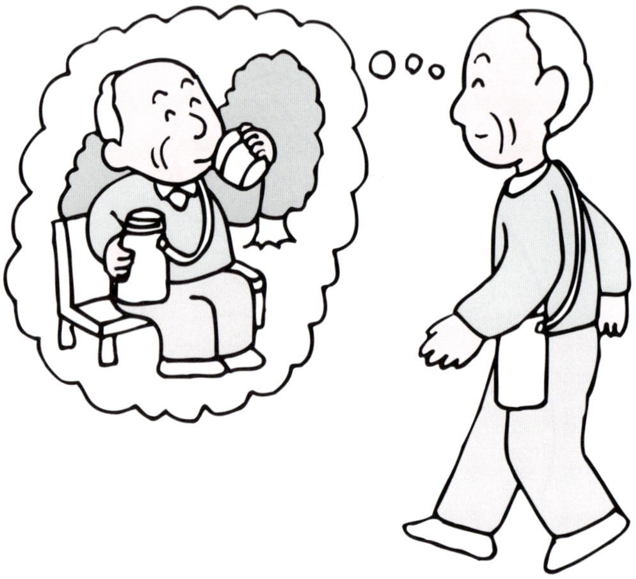

②暖房器具の使い方に注意しましょう

電気毛布などは皮膚の表面から水分を蒸発させてしまいますので、「干物」をつくっているようなものです。電気毛布を使わないと眠れない場合も、寝るときには必ず止める習慣をつけたほうがよいでしょう。その他コタツやヒーターなどの暖房器具によるあたためすぎには注意が必要です。

さらに、入浴中には水分が多く失われますので、風呂あがりに湯茶を飲むなど注意しましょう。

睡眠中に失われた水分を補うために、朝起きたら、かならず水分を補給するようにしましょう。

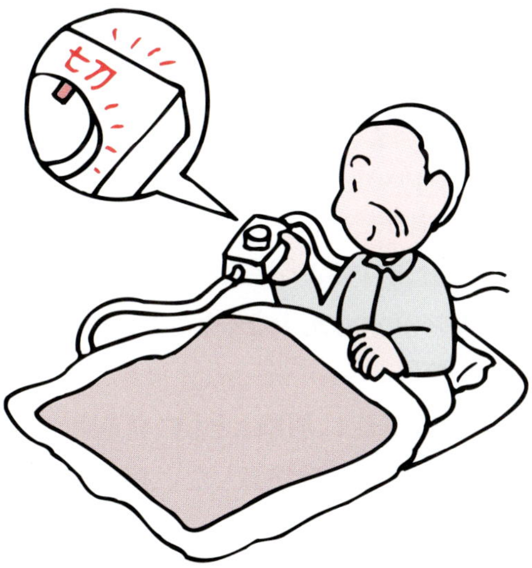

気をつけたい水分のとり方

水分不足だからといって、単に水分だけを補給すると、かえって高齢者の体にとってマイナスになることがあります。

というのも、高齢者ではもともと胃酸の分泌が低下しており、水分をたくさんとったことでさらに胃酸の濃度が薄まり、それによって食欲が落ちてしまうことがあるのです。

ですから、水分を補給するときには、「お茶うけ」として梅ぼしなどを用意することも必要なのです。

糖分の高い飲み物で水分を補給することは好ましくありません。脱水による高血糖を悪化することにもなります。あくまでも水分とジュースやサイダーは別だと考えてください。

アイソトニックゼリー®など、嚥下障害がある方でも無理なく水分がとれるように開発された水分補給用食品があります。

清涼飲料水の飲みすぎに注意

最近、「ペットボトル症候群（清涼飲料水ケトーシス）」が注目されています。これはブドウ糖が含まれている飲料水の飲みすぎが原因で急激に血糖が高くなり、意識の障害を起こしてしまうことです。

清涼飲料水というと、若い人がよく飲むと思われていますが、幅広い年齢層で飲まれており、最近は高齢者の「ペットボトル症候群」も少なくありません。

清涼飲料水に含まれているブドウ糖には無[illegible]のですが、考えているより多量に含まれており、ある資料によれば清涼飲料水1缶のエネルギーは砂糖の25～30gに相当するといわれています。

また、食欲がないからと、ジュースなどの清涼飲料水ばかりを飲む人で「全身がだるい」「のどが渇く」「尿の量が多い」といった症状がある場合は糖尿病が疑われますので、一度検査をすることをおすすめします。

これからは清涼飲料水を口にするときは、ブドウ糖がどれだけ含まれているのかを確かめることも必要でしょう。

⑥認知症（痴呆）様症状

治療可能な「仮性認知症」とは

「アルツハイマー型認知症」や「脳血管型認知症」などの認知症をかりに「本当の認知症」とすると、他の病気が原因で発生する「仮性認知症」といわれるものがあります。

高齢者では、認知症のような症状が現れると、安易に「認知症」と診断されやすく、さらにそのための治療がされたことによって、かえって症状が悪くなってしまうこともあります。

「仮性認知症」を引き起こしやすい病気や状態

仮性認知症を引き起こしやすい病気や状態としては次のようなものがあります。また、服用している薬が原因となる場合もあります。

○抑うつ状態（➡P98〜101）
○せん妄状態（➡P72〜75）
○低血糖（➡P116〜117）
○慢性硬膜下血腫（➡P69）
○甲状腺機能低下症（➡本ページ）

ときどき、「認知症状が治った」などといわれているのは、こうした病態によるものと思われます。

甲状腺機能低下症

甲状腺は、咽頭部にある左右対称の細長い組織で、甲状腺ホルモンを分泌しています。

「甲状腺機能低下症」とは、甲状腺ホルモンの分泌が低下する病気です。原因は、甲状腺そのものが障害されるために起こる場合と、甲状腺にホルモンを分泌するように命令する脳下垂体からのホルモンの分泌が少なくなることで起こる場合とがあります。

甲状腺機能低下症は加齢とともに発症しやすくなりますので、高齢者は注意したい病気です。

主な症状

①なんとなくボーッとしていて活気がない
②記憶力の低下
③声がかすれている
④手足や顔などがむくんでいる
⑥皮膚が乾燥している

このうちの①②の症状が、場合によっては「認知症」と間違えられてしまうことがあります。

過去に甲状腺の病気で手術をしたり、甲状腺の病気をした人は、甲状腺の機能が低下していることがありますので、特に注意が必要です。

早めに薬（甲状腺ホルモン剤）で治療すると、症状は間もなく改善しますが、治療が遅れると、認知症様症状が残ったり、さらには心不全といった命に関わる病気を招くことがあります。

事例　治療のための薬で

　79歳の男性は2年前に家族と駅で待ち合わせをしていたところ、迷子になってしまいました。本人は「娘を探していた」(その時には一緒だった)と答えています。家族はこの時初めて、ちょっとおかしいのではと感じています。

　1年前に、歩き慣れているはずの近所で道に迷い、知り合いに連れられて帰ってきたことが数回ありました。周辺が区画整理されて、多少はわかりにくくなってはいるものの、今まではこのようなことはまったくなかったとのことでした。

●

　近くの精神科医から「アルツハイマー型認知症」と診断され、4種類の薬を投与されました。その後も何回か迷子になり、しかもいつもは近所で迷うことが多かったのに、新しい薬になってからは自宅から10～20kmとかなり離れた場所で保護されるようになったそうです。

　夜も眠らない日が多くなり、日中も落ち着きがなく、家族は「どこかへ行ってしまうのでは」といつも監視している状態で、さらにこれまではおとなしかったのが急に怒りっぽくなり、暴力をふるうことも多くなったそうです。主治医に相談したところ「認知症はみんなそうですよ」といわれたことがきっかけで来院しました。

●

　65歳まで経理関係の仕事をしていました。やや頑固でプライドも高いのですが、性格は真面目でおとなしく几帳面な人であるとのことでした。

　診察中は落ち着きがなく、しゃべりすぎ(多弁)、作話(間違ったこともためらうことなく話す)、即答(質問にはすぐに答えるが、内容はでたらめ)などと、アルツハイマー型認知症に特徴的な症状がいくつか認められました。

●

　服用薬の中に2種類の同じ系統の脳代謝賦活薬(現在は使用されていない薬)がありました。しかし、脳代謝賦活薬はアルツハイマー型認知症に対してはかえって症状を悪化(過剰賦活)させてしまうことが多いといわれているので、家族に薬の作用を説明して中止するように指示するとともに、不眠には睡眠薬を投与しました。

●

　その後、認知症の症状は認められるものの、怒りっぽい、落ち着きがないなどの症状は軽くなりました。

　「道を忘れる」などの症状は認知症では一般的ですが、自宅からかなり離れた場所で保護されるなどの行動は、薬による「脳の過剰賦活作用」によるせん妄状態であった可能性が強いと考えられます。

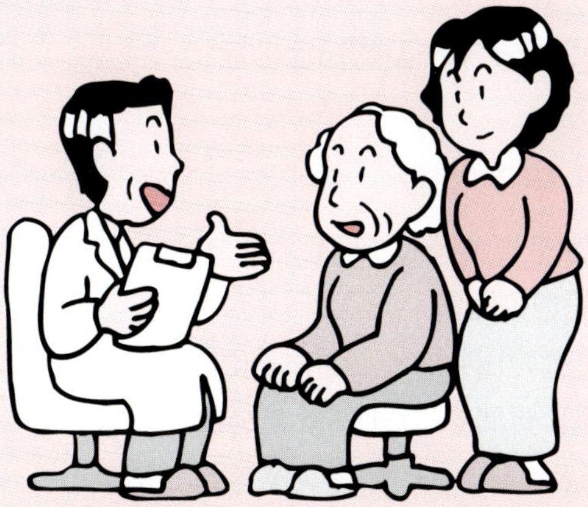

認知症（痴呆）について知っておこう

「認知症」とは、正常に発達した知能がなんらかの原因により低下した状態をいいます。

現在わが国では65歳以上の高齢者のうち、約150万人が認知症と推定されています。

認知症の種類はいくつかありますが、そのなかでもっとも重要なのが「アルツハイマー型認知症」と「脳血管障害型認知症」です。そしてその両方を併せ持った混合型認知症もありますが、この三者を合わせると、認知症全体の約8割を占めています。

①アルツハイマー型認知症

脳の神経が障害されることで発症します。70歳代後半に多く発病しますが、原因はまだはっきりしておらず、病気の進行を食い止め、治療することは今のところ不可能です。認知症の症状は徐々に進行し、最終的に高度の認知症症状、人格の崩壊にいたります。

■ アルツハイマー型認知症の症状

1.中心的な症状

（大部分に共通して現れる症状）

① 記憶の障害

最近の出来事などをすぐに忘れ、何度も同じ質問をしたり、食事の直後に食べたことを忘れたり、知人や家族・子供の名前さえ忘れることもあります。また、通い慣れた家への道順を間違える、迷うなども起こります。

家族が異変に気づくのは、洗濯機や炊飯器の操作を忘れるなどの何気ない日常生活がきっかけとなることが多いようです。

②失見当識、判断力、思考力の障害

自分の置かれている状況や環境、季節などを判断することができなくなります。「今日は何日」「ここはどこか」といった質問にも、いい加減な答をためらわずに答えるのが特徴です。

③言語の障害

言葉の種類（語彙）が減ってきます。「あれ」「これ」「あの人」などの代名詞が目立ってきます。

④人格の変化

「その人らしからぬ行動の異常」なども現れます。元来無口で内気だった人が、上機嫌になり誇大妄想的になって、羞恥心もなく誰彼となくやたらと声をかける、などです。

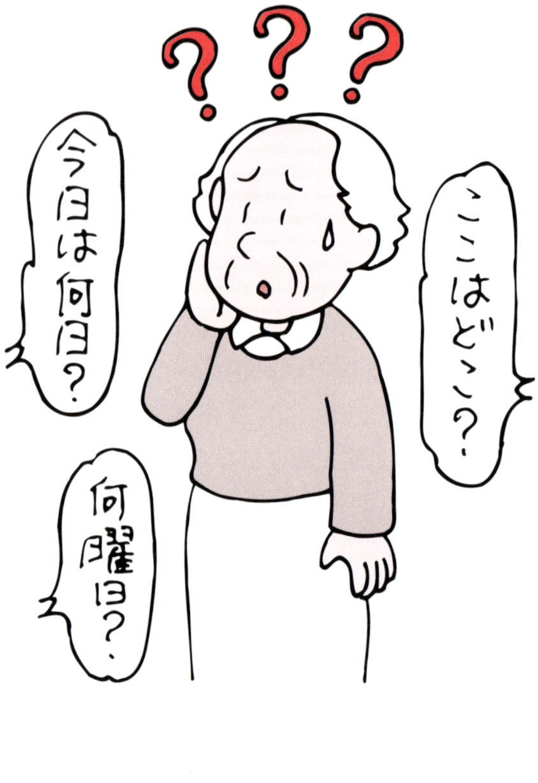

2.その他の症状

個々の性格によって特異的な症状が現れます。抑うつ状態になる人や物盗られ妄想をもつ人もいます。

さらに、以前の職業や地位などが関連して出てくる症状として、命令口調で話す元大学教授や、夜中に見まわりに行くなどと動き回る元守衛などのケースがあります。

②脳血管型認知症

脳の動脈硬化が原因で脳梗塞や脳出血などの脳血管障害を起こして発症します。

脳梗塞などの脳卒中発作の後、脳の細胞が死んでしまい認知症症状が急に現れる場合と、小さな脳梗塞を数個多発し、はっきりした脳卒中発作も認めずに徐々に認知症症状が現れる場合があります。この場合、徐々に症状が出てくるため、診断も簡単ではありません。

根本的な治療はなく、リハビリテーションにより運動や言語機能の改善をはかります。また、脳梗塞では脳血流を改善する作用のある薬で再発を予防するなど、多少は薬の効果が期待できるのも特徴です。

■ 脳血管型認知症の症状

少し忘れっぽい程度で、話をしてもほとんど正常に近い状態のことも少なくありません。

小さな脳梗塞が多発してくると、脳全体の機能が上手に働かなくなり、それによってちょっとしたことで精神のバランスを失って、おかしなことを言ったり、異常な行動を起こすことなどがあります。この場合、アルツハイマー型認知症と区別することがむずかしいことも少なくありません。

また、脳細胞が広い範囲で障害されると、意思を伝えたり、会話が不自由になってしまうこともあります。

また、脳梗塞などによる麻痺や言語障害などの身体的な変化が、間接的な誘引となって精神反応、「抑うつ状態」を起こし、「認知症様」の症状が出ることも少なくありません。

こうした症状は「認知症」と誤診されやすく、治療により回復するという点からも見逃してはならない状態です。

アルツハイマー型認知症との決定的な違い

脳血管型認知症の原因は脳の動脈硬化ですので、高血圧や糖尿病などの動脈硬化を起こしやすい病気などの「危険因子」を早期からとり除くように注意しておけば「予防」することも可能です。この点がアルツハイマー型認知症とはまったく異なる点です。

脳血管型認知症の特徴

○発病の年齢が比較的若い

○脳卒中発作が起こるたびに段階的に悪くなるが、新しい脳梗塞や脳出血などが起こらなければ、病状の進行は途中で止まることもある

○軽い脳の変化では、人との接触もふだんと変わらないことが多く、新しい異常にはまったく気づかれないこともある

○症状は脳の機能の低下している部分と正常に保たれている部分が入り交じっている

メ　モ

パート 3

病気と薬

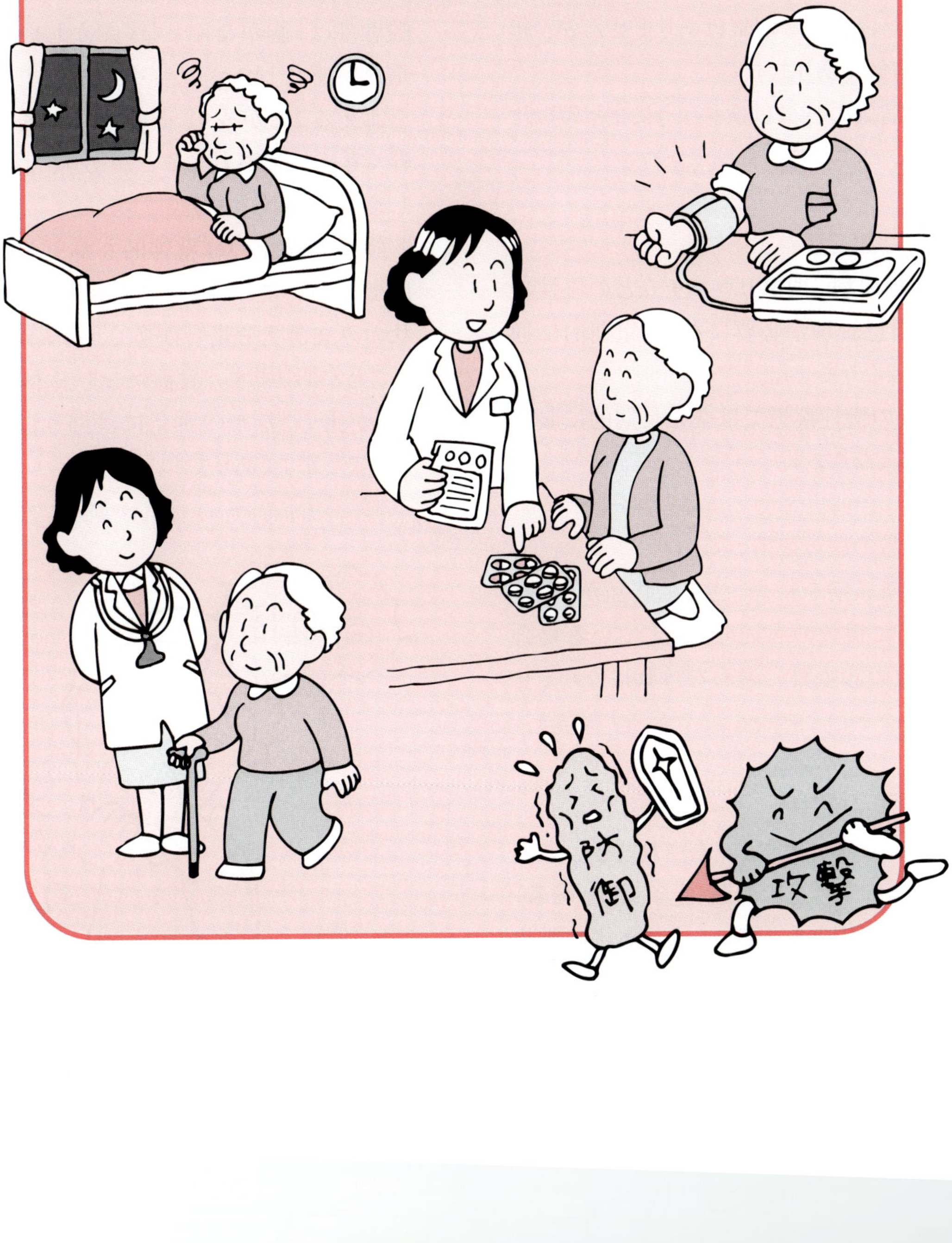

薬物治療とQOL

高齢者の病気の特徴

高齢者にだけ起こる病気はありませんが、起こりやすい病気はあります。

高齢者の病気の特徴は次のようにまとめられます。

① 慢性疾患が起こりやすくなる

高血圧や糖尿病、関節リウマチなどの慢性疾患は、常に自己管理が必要になり、定期的に通院しなければなりません。

また、多くの慢性疾患では薬を長期的に服用することが多くなります。

② 一人で複数の病気を持っている

高血圧に糖尿病を併発、さらに腰痛がある、といったように複数の病気を併発している場合が多く、複数の診療科に通わなければなりません。

③ 発病する原因が複雑

生活環境や状況に大きく左右されます。家庭内の問題や高齢者自身の問題（定年退職、転職）などが病気の原因となっていたり、病状の悪化の原因となっていることがあります。

④ 症状が典型的ではない

たとえば心筋梗塞では「胸がしめつけられる」といった胸部の痛みが特徴的ですが、それが高齢者では「胸がなんとなくおかしい」「おなかが重たい感じ」といった心筋梗塞らしからぬ症状を訴えることが多く、そのため危険な状態でも、軽く考え放置されることがあり、治療が遅れてしまうことがあります。

特に問題なのは精神的な病気の症状が典型的ではないことです。精神症状がなく、身体症状のみを訴える場合が多く、病気が見過ごされることがあります。「食欲がない」「おなかがはる」「頭が重い」などの訴えには抑うつ状態が存在することがよくあります。

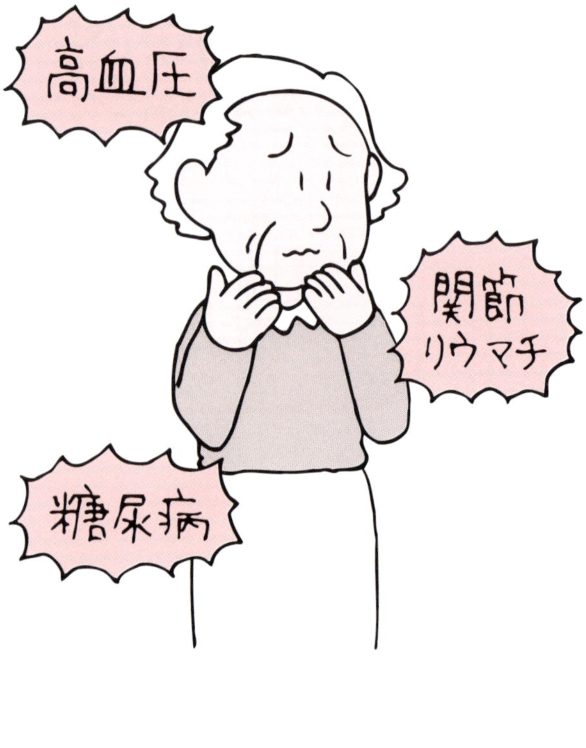

QOLの向上が第一

高齢者をとりまく医療の現場では、薬が多く使われすぎるという批判が昔から繰り返されてきました。

しかし、一概に「薬の種類や量が多いのは悪い医療」だ、と一刀両断に断ずるわけにはいかないのが現実です。

というのも、「高齢者の病気の特徴」にあるように、高齢者の場合、いくつもの病気を抱えているため、薬の種類が多くなりやすいのはやむを得ないことです。

しかし、その際に医療スタッフに必要なことは、どの病状を最優先に治療しなければならないか、また、治療方法や薬がその患者さんにとってのクオリティ・オブ・ライフ（QOL：生活の質）の向上につながっていくのかどうかを慎重に判断するという姿勢です。

主作用と副作用を念頭に置いて

病気のすべての症状に対して、それぞれの薬で対処しようとすると、当然薬の種類や量は多くなってしまいます。そして、副作用によるとんでもない症状が現れ、結果として患者さんのQOLが損なわれてしまっては治療の意味がなくなってしまいます。

薬には「病状に有効な作用」（主作用）と「目的としない別の作用」とがあり、目的外の作用を副作用と呼んでいます（P14）。医師が薬を処方するときは主作用と副作用を秤にかけて、患者さんにとってどんな効果が現れるかを判断しながら使用する必要があります。同時に、薬の量をできるだけ少なくするような配慮が必要なのは

すべての医師が副作用を念頭に置いて、慎重に薬を使う姿勢をもつことはもちろん必要ですが、副作用を最小限にとどめるためには、患者さん本人、そして家族をはじめとして関わっている人たちが、薬に関する知識をもつことも必要なのです。

高齢者の薬物治療の基本

1. 薬は少量から開始する
2. 薬同士の相互作用を避けるためにも、なるべく複数の薬を使わないようにする
3. 飲み忘れや服用間違いなどが起こらないように、単純な服用方法にする
4. なるべく短期間の服用にする
   漫然と薬を使い続けない
5. 副作用について、わかりやすく説明する
6. 長期間薬を服用する場合は、2～3カ月に1回、残りの量をチェックする
7. 新しい薬を投与した場合、1～2週間後の症状をチェックする

①睡眠障害

高齢者と睡眠障害

寝つきが悪い(入眠障害)、夜中に何回も目が覚める(中途覚醒)、朝早くに目が覚めてしまう(早朝覚醒)などを総称して「睡眠障害」と呼びます。

高齢になればなるほど、睡眠障害を訴える率は高くなります。若年者と高齢者とでは睡眠の質が異なることがわかっていますが、その他に高齢者の睡眠障害には生活上のさまざまな要素が関わっています。

高齢者の睡眠の特徴

○寝つきが悪い
○睡眠時間が短い
○眠りが浅い
○途中で目が覚めてしまう
○朝早く目覚めてしまう
○寝不足感が強い

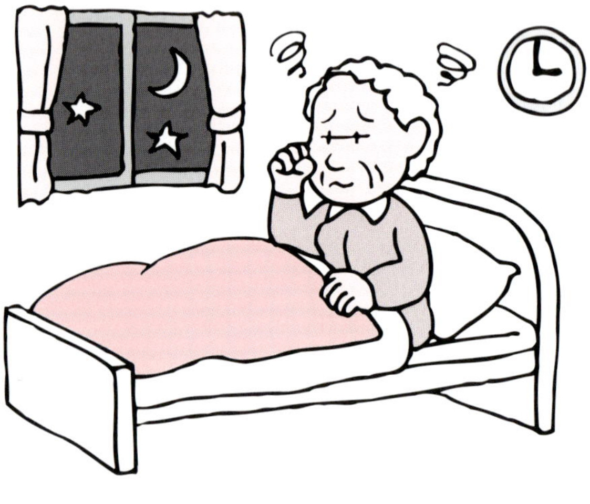

睡眠障害の原因

加齢による脳の変化によって、中途覚醒が起こりやすくなったり、浅い眠りが多くなったりします。

その他の原因としては身体的なものと、精神的なものなどがあります。

①身体的なもの

心不全や喘息で呼吸がしにくい・苦しい、神経痛や関節痛などで体が痛い、体が痒い、前立腺肥大や心不全などでトイレが近いといったことが原因になります。

②精神的なもの

抑うつ、認知症やせん妄などがあります。また、環境の変化による精神的なストレス、社会活動や他者との関わりが減ることで起こる生活リズムの狂い、不安、心配事によっても起こります。

枕や布団などの寝具が合わないことも原因となります。

睡眠障害の治療

睡眠障害の症状に合わせて薬が使われますが、まずは、睡眠障害の原因を取り除くことが大切です。

睡眠障害の治療薬

寝つきが悪い、眠りが浅いなどの睡眠障害の症状に合わせて睡眠薬は使い分けられています。

また、抑うつなど精神的な問題がある場合は抗うつ薬（P99）などを合わせて使うことがあります。

●高齢者によく使われる睡眠薬

①ベンゾジアゼピン系睡眠薬

作用時間が短いものから長いものまでたくさんあります。

A.作用時間がとても短いもの
（超短時間作用型）

寝つきが悪い場合に使います。

代表的な薬　トリアゾラム

B.作用時間が短いもの
（短時間作用型）

寝つきが悪い、眠りが浅い場合に使います。

代表的な薬　ブロチゾラム、塩酸リルマザホン

C.作用時間の比較的長いもの
（中間作用型）

途中で目が覚めてしまう、朝早く目が覚めてしまう場合に使います。

代表的な薬　ニトラゼパム、エスタゾラム

D.作用時間の長いもの
（長時間作用型）

朝早く目が覚めてしまう場合に使います。

代表的な薬　フルラゼパム

服用中のこんな症状に注意

②その他

ゾピクロン（超短時間作用型、ベンゾジアゼピン系と作用が似ている）、ブロムワレリル尿素

注意点・アドバイス

薬の作用が思ったより強く出てしまい、日中に眠気やふらつきが現れることがあります。そのような症状がみられたら医師に報告してください。

睡眠薬を服用中はアルコールを控えるようにしましょう。薬の作用が強く出てしまい、物忘れなどの症状が出やすくなります。

睡眠薬を使うその前に
ふだんの生活で工夫しよう

夕食後に濃いお茶やコーヒーを飲むのは控えます。

また、少しぬるめのお風呂にじっくり入るようにすると、寝つきがよくなることがあります。

②抑うつ

高齢者の抑うつは見落とされやすい

高齢期はいろいろなものが失われていく時期であるといえます。身体的、精神的、そして社会的にも多くの喪失体験をする時期です。失われていく変化に耐えられずにとまどい、精神的な症状がみられる場合も少なくありません。そのような時期に多くみられるのが抑うつです。

特に、高齢者では一般的な抑うつ症状以外にもさまざまな症状が現れることがありますので、検査で「異常なし」と判断され、抑うつ状態が見落とされることも少なくありません。

抑うつの原因

抑うつ状態がみられる代表的な病気はうつ病です。脳梗塞の後遺症としてもみられることがありますし、高齢者では、慢性疾患を併発している場合に特に多くみられる症状です。

その他に、人によってさまざまですが、ほんの些細なことが抑うつの原因となります。ときには、周りの人が忘れているような数年前のことがきっかけになっていることもあります。

たとえば…

- 足腰の痛みで外出がままならない
- 友人関係が疎遠になる
- 嫁と姑の確執
- 友人や家族との死別
- 転居　など

徐々に現れてくる身体的な衰え、社会や友人とのつながりが疎遠になってくることなどが、原因になっていることも多いようです。また、性格も大いに関係します。たとえば几帳面で完璧主義の人は、身体的障害を抱えたことで悩んでしまい、抑うつ状態になってしまう場合があります。

抑うつの症状

抑うつの症状は多彩で、身体的な症状と精神的な症状に分けられます。

①身体的な症状

食欲低下、腹部膨満感、体重減少、便秘や下痢、めまい、頭痛、寝汗をかく、動悸、息切れ、持続的な咳、不眠、頻尿（夜間）など

②精神的な症状

意欲の低下（新聞やテレビを見なくなった、趣味に無関心、外出をしなくなった、考えるのも面

倒、質問に答えないなど）、ゆううつ、間違う、忘れっぽいなど

抑うつの治療

抑うつは薬で改善します。特に食欲低下などの胃腸症状がある場合は、治療が遅れてしまうと衰弱してしまい、寝たきりになってしまうことも少なくありませんので、早期の診断・治療が重要です。

抑うつの治療薬

主に抗うつ薬が使われますが、症状に合わせて抗不安薬（P130）や睡眠薬（P97）、抗精神病薬（P131）なども使われます。

●高齢者によく使われる抗うつ薬

脳内の伝達物質の働きを活発にすることで、抑うつの症状を改善します。意欲の低下やゆううつなど、症状によって使い分けられています。

代表的な薬

A.三環系抗うつ薬

塩酸イミプラミン、塩酸アミトリプチリン

B.四環系抗うつ薬

塩酸マプロチリン、塩酸ミアンセリン

C.その他

スルピリド

※食欲不振の症状がある場合によく使われます。スルピリドはその他に薬の量を変えて抗精神病薬、消化性潰瘍治療薬としても使われています。抗うつ薬としては50～100mgくらいの量が使われます。

その他に、塩酸トラゾドンやマレイン酸フルボキサミンなどの従来の抗うつ薬とは違う作用をもつ薬も登場しています。

服用中のこんな症状に注意

- 口の渇き、便秘、排尿障害
- ふらつき、起立性低血圧
- 錯乱、せん妄

注意点・アドバイス

抗うつ薬は飲み始めたらすぐに症状が改善するわけではなく、2～3週間たって効果が現れる薬です。また、薬を中断したことで悪心（胸のむかつき）や不安、筋肉のけいれんなどの思わぬ副作用を招くこともありますので、医師の指示通り規則正しく服用を続けましょう。

その他に、薬を服用中に眠気をもよおしたり、注意力や集中力の低下を起こすことがあります。

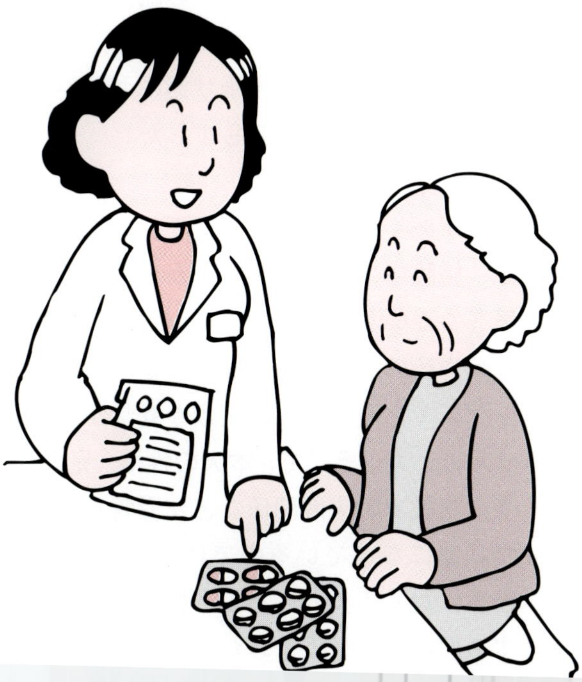

身体的な症状のある抑うつは、的確な診断がむずかしい

「食欲がない」「めまいがする」「おなかがいたい」などの症状があるのに、検査で「異常なし」とされる場合が高齢者ではよくみられます。こういった症状の裏には「抑うつ状態」があることが多いのですが、この抑うつ状態が見落とされ、別の身体疾患と診断されてしまうことも少なくありません。

高齢者では食欲が低下することで徐々に衰弱し、診断が遅れると生命にも影響しかねませんので、注意が必要です。

「異常なし」に納得がいかない？

高齢者の抑うつ状態では胃腸症状を訴える人が多く、そのような症状をくり返し訴える患者さんの中には、血液検査やレントゲンで「異常なし」と太鼓判をおされると、次から次へと病院や医院をまわって診察を受ける、いわゆる「ドクターショッピング」をする人がいます。そして、どこにいっても同じ診断が繰り返され、その間に食欲は低下していき、徐々に衰弱してしまう、といったことが起こる場合があります。

事例　検査で「異常」はないものの…

82歳の女性は夫の死後、兄の世話を受けていましたが、兄が亡くなってからは、老人施設に入居していました。入居して数カ月してから咳や痰が多くなり、内科の診察を受け、胸のレントゲンや痰の検査などを繰り返していましたが、特別な異常は認められず、いろいろな種類の喘息の薬を飲んでいましたが、効果はありませんでした。体が衰弱し体力的に極限状態におちいったため、入院のため来院しました。

●

気が弱く、神経質、几帳面、我慢強い人で、施設では他人に迷惑をかけないように気をつかいながら生活していたようです。

咳や痰の症状が強いわりには、胸のレントゲンでも原因となるような異常がありませんでした。そこで、本人の性格、兄の死、老人施設での人間関係などが影響し、抑うつ状態になっているのではないかと考え、喘息に対する薬から不安や抑うつ状態に対する薬に切り替えました。

治療を始めてから1週間後、本人も「不思議だ」というほどに、咳や痰は減り、表情も明るくなりました。

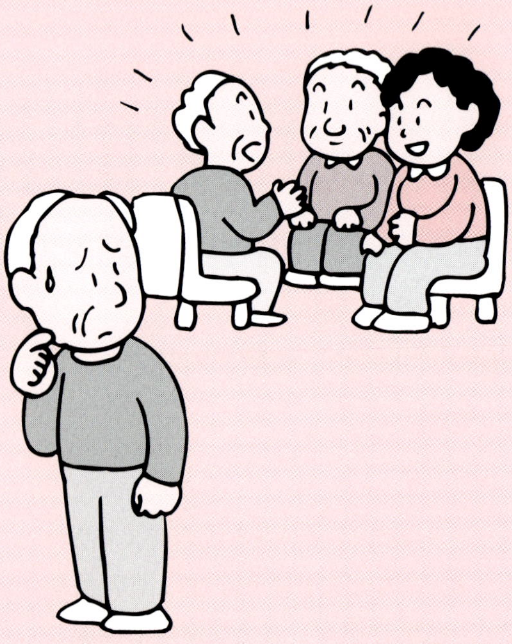

精神的な症状のある抑うつは認知症（痴呆）と診断されやすい

抑うつ状態で起こる「おっくう」「忘れっぽい」などの精神的な症状から、認知症と診断されることがあります。しかし、抑うつ状態と認知症では症状の現れ方や進行の速度に差がありますし、認知症と違い、抑うつ状態は治療によって改善します。

ほんの些細なことが抑うつ状態の原因となりますので、ふだんからなるべく注意深く様子を観察することが大切です。

抑うつ状態と認知症はここが違う

抑うつの場合…

「認知症」が現れるまでの時間が短い。活気がなく、眠れない、気分がすぐれないなどの身体的症状を訴えることが多い。

認知症の場合…

「認知症」が現れるまでの時間が長い。多弁で質問にすぐ答えるなど物おじしない。最近のことはすぐ忘れるが昔のことは覚えている。身体的症状はない。

事例　ある失敗がもとで

84歳の元会社社長の男性は妻の死後、長男と同じ敷地内の別棟で生活していました。几帳面でまめな性格で、「自分のことは自分で」をモットーに、買い物や料理もこなし、月に数回は友人に会いに出かけるなど、なんら問題なく生活していました。

数カ月前から、人の名前や日時などを忘れる、日課にしていた散歩をおっくうがる、しゃべらないなどの症状が急に出始め、「認知症が疑われる」とのことで、来院しました。

●

以前、下痢で衣服を汚してしまい、自分で処理しようとして風呂場で転倒、足腰をいためてしまうという出来事がありました。それ以来外出もままならず、日常生活も制限されてしまいました。もともと活発な人でしたので、ショックは大きかったようです。その後、心配した家族が緊急ベルを渡そうとしたら、「自分はこんなものを使うほどではない」と受け取らなかったそうです。以来、テレビをみてもボーッとしており、息[illegible]「別人」のようになってしまったそうです。また、夜間は2時間おきにトイレに起き、よく眠れていない様子でした。「おっくうだ」という言葉が目立つようになり、家族には「老人の生活をしなければね」などといい、『老いは迎え討て』（田中澄江著　青春出版社）という本が置いてあったそうです。

●

診察したところ、最近や過去についての物忘れが目立っていましたが、話の内容はそれなりに保たれていました。しかし、自分から多くは語りませんでした。

短時間での急な変化、多弁ではない、まだらな記憶障害、そしてもともとの性格や環境などを考慮し、認知症ではなく、抑うつ状態による思考抑制（考えることが抑えられてしまう状態）と診断、抗うつ薬と睡眠薬で治療をすることにしました。

1カ月後、本来の活気がもどり始め、散歩に出るなど行動力がもどりました。その後、記憶も回復し、認知症のような症状はまったくなくなりました。

③パーキンソン病

パーキンソン病とパーキンソン症候群

パーキンソン病は高齢者に多くみられる中枢神経系の病気です。人口10万人当たり約100人いるといわれ、中年期以降の人に発病しやすく、しかも年齢とともに増加しますから、無視できない病気です。

パーキンソン症候群は、パーキンソン病に似た症状が現れるもので、高齢者では脳血管障害や、薬によって引き起こされる二次的なパーキンソン症候群も少なくありません(P104)。

パーキンソン病の原因

特殊な神経細胞が死滅し脱落することで、神経細胞から分泌されるドパミンという神経伝達物質(神経細胞が互いに情報を交換するのに必要な物質)が減ることで起こります。

パーキンソン病の症状

症状がはっきりしてくるには、数年から十数年かかるともいわれています。症状として最初に振戦(ふるえ)がみられることが多く、その後、歩行障害、姿勢の異常、すくみ足などの症状が現れてきます。症状が現れて(発症)から徐々に日常生活が困難となって、7～8年後には介助が必要となる場合が多いといわれます。

パーキンソン病の主な症状

①振戦(ふるえ)
安静時に手足が勝手にふるえる。親指と人差し指をこするような運動が特徴的。

②筋固縮
筋肉が硬直してしまい、関節を曲げ伸ばしする動きがぎこちなくなる。

③無動
体の動きが遅く、動きも少なくなる。表現が硬く乏しくなり、小刻み歩行(歩幅がだんだん狭くなる)が現れる。

④姿勢・歩行障害
頭を前に出し前かがみな姿勢をとる。足がすくんで立ち止まることが多く、また逆にいったん歩き出すと止まりにくくなる。姿勢を正常に保てなくなり、転びやすくなる。

⑤自律神経系の症状
便秘、頻尿、起立性低血圧(急に立ち上がったときに血圧が下がる)、発汗異常(汗が少なくなる場合と多くなる場合がある)などが現れる。

その他に精神症状(抑うつ状態、認知症様症状)や、嚥下障害も現れます。

パーキンソン病の治療

減少してしまったドパミンを補充することができますが、神経細胞の死滅は徐々に進行しますので、完治することは困難な病気といえます。その他、パーキンソン病の症状を改善するための薬が使われます。

パーキンソン病の治療薬

不足しているドパミンを補充したり、ドパミンが不足していることで起こる症状を改善する薬があります。

①L-dopa製剤

不足しているドパミンを補充する薬です。

代表的な薬　レボドパ

最近は、レボドパにカルビドパ、ベンセラジドなどのドパ脱炭酸酵素阻害薬（レボドパの脳内での利用を高める）を配合した製剤が広く使われています。

服用中のこんな症状に注意

悪心（胸のむかつき）、嘔吐、たちくらみ、眠気、錯乱

②ドパミン遊離促進薬

神経細胞からのドパミンの放出を促進する薬です。

代表的な薬　塩酸アマンタジン

服用中のこんな症状に注意

不眠、めまい、意欲の低下

③ドパミン受容体刺激薬

ドパミンの作用を高める薬です。

代表的な薬　メシル酸ブロモクリプチン、メシル酸ペルゴリドなど

服用中のこんな症状に注意

悪心、嘔吐、めまい、幻覚

④MAO-B阻害薬

ドパミンの分解を抑えることで、脳内のドパミンの減少を防ぐ薬です。

代表的な薬　塩酸セレギリン

服用中のこんな症状に注意

動悸、脈の乱れ、幻覚、妄想、眠気

⑤抗コリン薬

ドパミンが不足していることで、相対的に活発になっているアセチルコリンの働きを抑え、筋固縮や振戦（ふるえ）の症状を改善する薬です。

代表的な薬　塩酸トリヘキシフェニジル、塩酸ビペリデンなど

服用中のこんな症状に注意

口の渇き、便秘、排尿障害、錯乱、幻覚

⑥ノルアドレナリン補充薬

脳内で働くノルアドレナリンを補充することで、歩行障害や自律神経系の症状を改善する薬です。

代表的な薬　ドロキシドパ

服用中のこんな症状に注意

めまい、悪心、嘔吐、幻覚

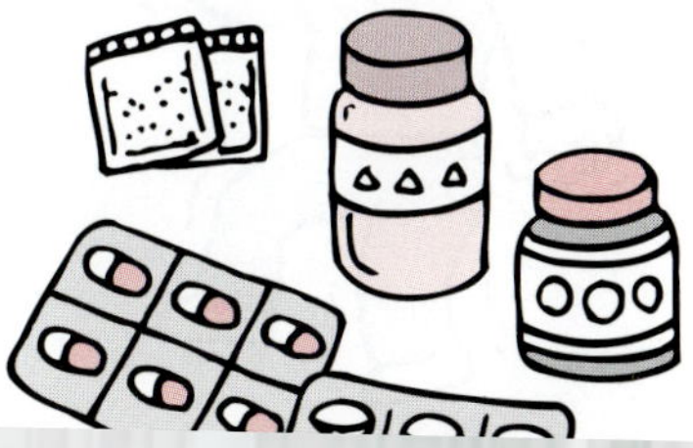

注意点・アドバイス

①L-dopa製剤と③ドパミン受容体刺激薬は、特に指示がない場合は食後に服用しましょう。

パーキンソン病の治療薬は、すぐに効果が現れるものではありませんので、勝手に服薬を中止しないでください。

パーキンソン症候群とは

ある種の薬を飲んだことによる副作用や、脳に障害を受けた後遺症で、パーキンソン病と似た症状が現れることを「パーキンソン症候群」と呼んでいます。

特に薬によるパーキンソン症候群の場合、薬の服用を中止すると改善します。

ですから、診察の際に服用している薬について、きちんと医師に伝えておくことによって、誤ってパーキンソン病と診断されることが防げます。

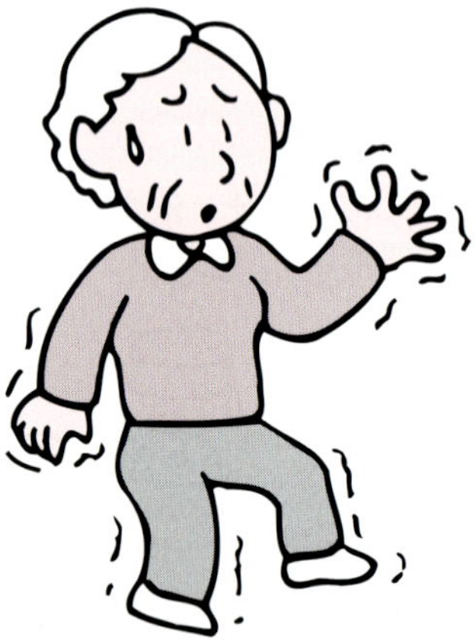

引き起こす可能性のある薬

抗精神病薬 ➡P131

興奮、幻覚、妄想などの症状を抑える薬です。

代表的な薬　ハロペリドール、塩酸クロルプロマジン、スルピリド（スルピリドは消化性潰瘍やうつ病にも使われます）など

消化管運動改善薬

消化管の運動を改善させたり、吐き気を抑える薬です。

代表的な薬　メトクロプラミド、シサプリド、ドンペリドンなど

抗めまい薬

脳に作用してめまいの症状を改善する薬です。

代表的な薬　ペルフェナジンなど

事例　8種類もの薬を飲んで…

高血圧の治療を受けていた81歳の男性は、最近になり「脳動脈硬化」といわれ、血圧降下薬のほかに数種類の薬を一緒に飲んでいました。

しばらくして、「足が前に進まない」「小走りになる」「物忘れ（薬の飲み違え、食事したのを忘れる、友人や家族の名前を忘れるなど）」が目立つようになりました。何度も何度も昔のことをくり返し話したり、「誰かが追いかけてくる」などとありもしないことを言ったり(幻覚)、話の内容も所々おかしいなどの症状が出てきました。

●

脳のCTを調べたところ特に異常はなく、医師からは「パーキンソン病」と「老年認知症(痴呆)」と診断され、さらに薬が増えました。

家族は「薬が増えてからいつもの様子と違ってきた。おかしい」といって来院したのです。

投与されていた薬は8種類と多く、薬の内容からパーキンソン症候群の可能性があるのではないかと考え、血圧を下げる薬のみに減らしました。

それから、10日後には歩行障害や物忘れなども消えて、いつもの状態にもどり散歩もできるようになり、認知症はありませんでした。

この男性の場合、問題点は脳動脈硬化の薬の副作用でパーキンソン病や認知症のような症状が起こったにもかかわらず、気づかれることがなかったことにあります。

脳の薬による副作用はかなり多く、この男性のようなパーキンソンのような症状から「幻覚」「妄想」「歩行障害」「せん妄(意識障害、錯乱)状態」まで、その症状はさまざまです。

高齢者では副作用としての症状が病気(パーキンソン症候群→パーキンソン病)と似ていることが多く、症状が副作用と判断されずに、「それなりの診断」がされ、高齢者にありがちな病気(認知症など)とされている場合が少なくありません。

認知症ではないのに「認知症」と診断され、さらに薬が増量され認知症のような症状を悪化させている、このようなことはなんとしても避けなければなりません。

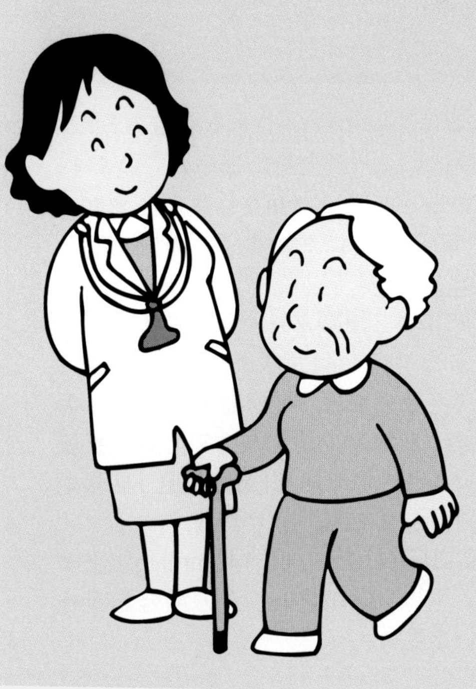

④高血圧

高血圧とは

高血圧とは「動脈の血圧が持続して高い状態にある」ことです。

日本人の高血圧患者の90～95%は、原因のはっきりしない一次性（本態性）高血圧と呼ばれるもので、残りは腎臓や内分泌系に異常があることで二次的に起こる二次性（続発性）高血圧です。

一次性高血圧の発症にはストレスや肥満、食事などの現代の生活習慣が関わっていると考えられています。

血圧とは？

血液は血管の中心にある心臓の「ポンプ作用」によって全身に送られています。ですから、血管にはかなり高い圧力がかかり、この血管にかかる圧力を「血圧」と呼びます。

血圧には2種類あり、全身に血液を送り込むために心臓が収縮しているときの血圧を「最大血圧（収縮期血圧：「上」の血圧）」、血液が心臓に戻って心臓が拡張しているときの血圧を「最小血圧（拡張期血圧：「下」の血圧）」といいます。

「高血圧」とは「上」が140mmHg以上または「下」が90mmHg以上の場合を定義しています。

高血圧の症状

多くの場合、自覚症状はありませんが、「肩こり」「頭痛」「耳鳴り」「しびれ感」などが現れることがあります。さらに、動悸や息切れ、感情の不安定、睡眠障害などが現れることもあります。

高血圧が続くと…

高血圧状態が続くと、動脈硬化が起こりやすくなり、その動脈硬化が心臓の血管に起こると狭心症や心筋梗塞を起こし、また脳の血管に起こると脳卒中（脳梗塞や脳出血）を起こします。これらの病気はその後の生活の質（QOL）を左右するもので、特に高齢者では寝たきりや認知症のきっかけとなるので、これらを予防するためにも血圧をコントロールすることが重要になります。

高血圧の治療

高血圧の治療目的は、脳卒中などの併発しやすい病気をいかにして減らすかにあります。

治療としては薬による血圧コントロールが主に行われますが、食生活など生活習慣の改善も欠かせません。

高血圧の治療に使う薬

高齢者の高血圧の治療には、①カルシウム拮抗薬、②アンギオテンシン変換酵素阻害薬、③利尿薬、④ベータ遮断薬などがよく使われます。

①カルシウム拮抗薬

心臓の血管を拡張させたり、末梢の血管を拡張させ、血圧を下げる薬です。

代表的な薬

ニフェジピン、ベシル酸アムロジピン、塩酸ジルチアゼムなど

服用中のこんな症状に注意

顔面紅潮、頭痛、のぼせ

②アンギオテンシン変換酵素阻害薬

血圧を上げる物質の生成を抑え、血圧を下げる薬です。

代表的な薬

カプトプリル、マレイン酸エナラプリルなど

服用中のこんな症状に注意

痰をともなわない乾いた咳

③利尿薬

体の余分な水分や塩分を尿として出し、血圧を下げる薬です。

代表的な薬

フロセミド、トリクロルメチアジド、スピロノラクトンなど

服用中のこんな症状に注意

脱力、悪心（胸のむかつき）、嘔吐

過度の利尿により、脱水を起こすことがあります。

④ベータ遮断薬

心臓の働きを抑え、血圧を下げる薬です。

代表的な薬

塩酸プロプラノロール、アテノロール、塩酸ラベタロールなど

服用中のこんな症状に注意

脱力感、倦怠感、脈が遅くなる

注意点・アドバイス

血圧が下がるとめまい・ふらつきが出ることがあり、そのため転倒することがありますので、注意が必要です。

家庭で血圧を定期的に測定しておくと、薬の効果がわかり、診断の助けにもなります。できれば時間を決めて血圧を測定するとよいでしょう。

薬は一時的に血圧を下げるもので、高血圧が治るわけではありません。ですから、なるべく薬を使わずに血圧が安定するように、生活習慣を見直すことも大切です。

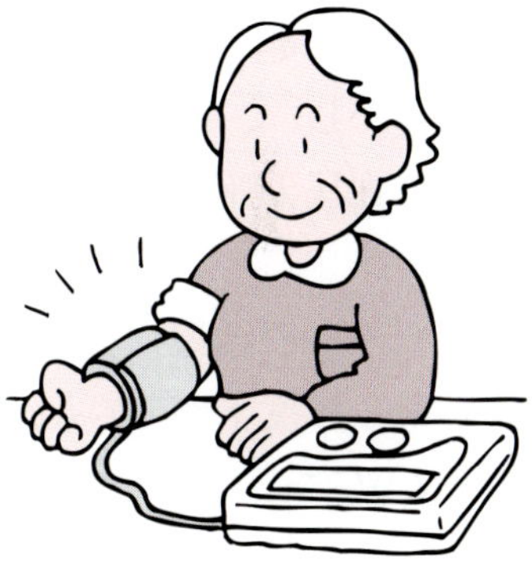

生活習慣の改善ポイント

①塩分を制限する
②適度な運動を心がける
③過食を避け肥満を解消する
④喫煙の中止
⑤適度な飲酒
⑥ストレスをためない、など

血圧は変動しやすい

「数日前に計ったときよりも血圧が20くらい高くなっていますが、どうしてでしょう。いつもは、こんなことはないのに」といったように、「血圧はいつも一定していなければいけない」と思い込み、それがストレスになってしまうことが少なくないようです。

しかし、血圧はとても変動しやすく、たとえば緊張しやすい人などでは医師の白衣をみただけで血圧が高くなることがあります。血圧に対して神経質になりすぎて、かえって健康にとってマイナスになるようなことは避けたいものです。

夜間の過度な血圧低下に要注意

最近は朝1回の服用で長時間効果が持続する薬が多くなり、飲み忘れを予防するという点でも役に立っています。

しかし、こうした薬を朝・夕に服用すると、夜間に血圧が下がりすぎてしまう状態が起こります。

脳の血液循環は自動調節機能といって、血圧がある程度下がっても、常に一定の量が保たれるようになっています。しかし高齢期にはこうした機能が低下して、血圧が下がりすぎると脳の血流量も一緒に低下しやすくなります。夜間の過度な血圧低下は脳梗塞の原因にもなることが指摘されており、注意が必要です。

事例　薬が効きすぎて

87歳の男性が都心の総合病院から「老齢のため通院が困難」との理由から、自宅に近いということで紹介され来院しました。

診断は糖尿病と高血圧、そして狭心症で、杖をついて家族に付き添われての来院でした。服用中の薬は血圧降下薬、経口血糖降下薬、胃腸薬、心臓の薬（狭心症、不整脈）などでした。

主な症状はめまい、転びやすい、元気がない、横になっていることが多い、言葉がはっきりしないなどでした。

●

初診時の様子は無表情で言葉も少なく、質問しないかぎり自分からは何も話しませんでした。血圧は110mmHg／60mmHgと低く、心電図は不整脈はありませんでしたが脈が遅く（徐脈）、血糖値は朝食後で95mg/dlとかなり低い状態でした。

服用中の血圧降下薬は作用時間の長い薬で、しかも朝と晩に1錠ずつ服用していました。経口血糖降下薬も作用時間の長い薬で、前の病院でも血糖値はかなり低い状態でした。

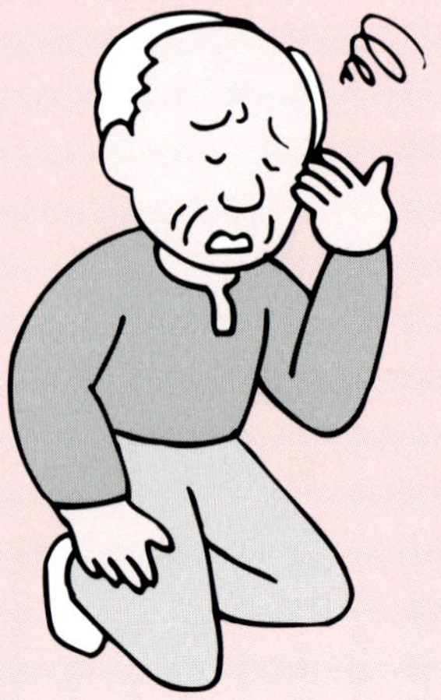

症状と服用している薬から次のようなことが考えられました。

経口血糖降下薬による慢性的な低血糖

血糖が下がりすぎると脳細胞のエネルギー源であるブドウ糖が少なくなり、転んだり意欲が低下したり、時には不整脈の原因にもなります。

血圧降下薬による血圧の下がりすぎ

血圧が下がりすぎると、めまいやふらつきを起こし、脳での血液の循環量が減るため、元気がなくなることがあります。若・壮年者は血圧が下がりすぎても、自動調節機能が働き、脳の血液の循環量が減らないため、脳への影響は少なくてすみますが、高齢者ではこの機能がうまく働かないため、血圧の低下によって脳の血液循環も悪くなってしまいます。

また、徐脈には服用中の脈を遅くする作用のある薬の影響が考えられました。心臓の拍動数(心拍数：脈と一致している)が減ってくると、脳の血液循環量も影響を受けます。

●

このように、この患者さんの症状はすべて薬の影響があるのではと考えられました。

そこで検査の結果を話し、転びやすい、元気がない、横になっていることが多い、言葉がはっきりしないなどの症状と薬との関係について説明しました。

心臓の薬は心電図で副作用が出ているため中止し、経口血糖降下薬も中止して食事療法のみとし、血圧降下薬は朝だけの服用を指示しました。

●

その後、薬を中止しても血圧も高すぎることもなく、血糖も食後で160mg／dlとほぼ正常の範囲でした。脈拍もやや増え、1分間に60回になり、もちろん不整脈もありません。

症状はほとんどなくなり、むしろ多弁とも思えるほど積極的に話し、表情も明るくなりました。体の症状だけではなく、約1カ月後に調べた脳波は初診のときと明らかに違い、よくなっていました。これは薬の影響で脳の機能が異常な状態になっていたことを示すはっきりした証拠です。杖も必要なくなりました。

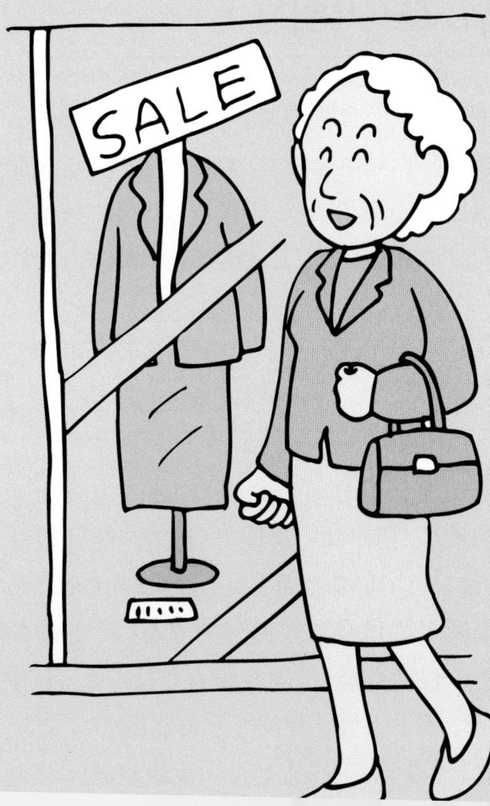

⑤狭心症

狭心症とは

心臓の冠状動脈の動脈硬化が原因で起こる虚血性心疾患です。不安感をともなう胸痛発作が特徴的で、仕事や運動をしているときなどに発作が起こる労作性狭心症と、冠状動脈がけいれんして血流が障害されて起こる異型狭心症に大別されます。異型狭心症は発作が夜間などの安静時に発生することから「夜間狭心症」「安静時狭心症」ともいわれます。

狭心症の誘因

肉体的な過労、食後の運動、興奮、排便時のいきみ、喫煙などさまざまです。急に走って狭心症発作を起こしたり、おなか一杯食事した後に坂道を歩いただけで胸痛を感じる、などの話はよくあります。

狭心症発作の症状

「胸部の重い感じ」「しめつけられるような圧迫感」が多く、発作は一過性で(持続時間は数分間)、安静にしていると間もなくおさまります。ただし、高齢者では症状が典型的でないことが多く、胸痛の程度も軽く、胸痛のみではなく、上腹部や頸部、肩、上肢、背部などの痛みが主症状であることも少なくありません。症状が軽いために見逃されやすいのも問題です。

虚血性心疾患とは

心臓を動かす筋肉(心筋)に酸素などのエネルギーを送るのが冠状動脈と呼ばれる3本の太い血管です。この血管に動脈硬化が起こると、血液の流れが悪くなり酸素不足・エネルギー不足になります。これが虚血性心疾患(狭心症や心筋梗塞)です。狭心症は一過性に起こる心臓の酸素不足状態ですが、心筋梗塞は血液の流れが途絶えてしまった状態です。狭心症の症状は「心臓の血管の動脈硬化が強いですよ、注意しなさい」という「心筋梗塞の前兆、警告のサイン」で、血液の流れがストップすると血管から酸素の補給が途絶し、心筋が駄目になります。

動脈硬化は高血圧症、高脂血症、肥満、糖尿病、喫煙、精神的ストレス、性格(精力的で競争心が強い)などがいくつか重なり影響しあって、引き起こされます。

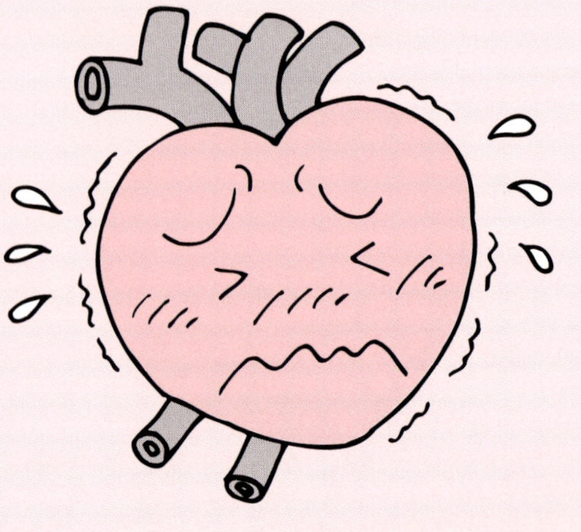

狭心症の治療

冠状動脈を介して心筋に供給される血液量を増やす、または心筋で消費する酸素量を減らすことで、心筋が酸素不足におちいることを防ぎます。

また、狭心症の危険因子（高血圧症、高脂血症（脂質異常症）、肥満、糖尿病、喫煙）を取り除くことも必要です。

狭心症の治療薬

狭心症発作の治療と狭心症発作の予防に分けられます。①硝酸薬、②ベータ遮断薬、③カルシウム拮抗薬が主な治療薬です。

①硝酸薬［発作の予防・発作の治療］

冠状動脈を広げ心筋の負担を軽くして心臓の酸素不足を改善する薬です。

代表的な薬

ニトログリセリン、硝酸イソソルビドなど

服用中のこんな症状に注意

頭痛、めまい、たちくらみ、動悸

②ベータ遮断薬［発作の予防］

心拍数を減らしたり、血圧を下げることによって心筋が必要とする酸素量を減らす薬です。

代表的な薬

塩酸プロプラノロール、ピンドロールなど

服用中のこんな症状に注意

めまい、たちくらみ、脱力感、息苦しさ

③カルシウム拮抗薬［発作の予防］

血管を拡張して血圧を低下させたり、心筋の収縮力を弱めることによって心筋が必要とする酸素量を減らす薬です。

代表的な薬

ニフェジピン、塩酸ジルチアゼムなど

服用中のこんな症状に注意

④その他

冠状動脈内で血栓をつくらせないようにする薬（血液凝固防止薬）が狭心症から心筋梗塞へ移行するのを防ぐために用いられます。

代表的な薬

アスピリン、塩酸チクロピジンなど

注意点・アドバイス

狭心症の発作は安静が第一です。

また、狭心症の発作が起こることで心筋梗塞への移行を心配するようになり、そのことが精神的な不安になりますので、心のケアも大切です。

①硝酸薬の舌下錠（ニトログリセリンなど）は「舌の下」で溶かしながら飲みます（➡P21）。舌下は血管が多く、薬が早く吸収されるために、効果が早く現れます。舌下錠を使う場合、口の中が乾いていると吸収されにくいので、水を含んで舌を湿らせてから使いましょう。

舌下錠は１～２分で効果が現れますが、５分たっても痛みがおさまらない場合はもう1錠使用してみてください。１回の発作で３錠使用しても痛みがおさまらない場合はすぐに医師に連絡をしましょう。

①硝酸薬にはその他に、口の中に貼る薬、体に貼る薬（➡P31）、スプレーなどいろいろな形があります。そのうち、体に貼る薬（貼付薬）は同じ所にばかり貼っていると皮膚が赤くなったり、かぶれることがありますので、違う場所に貼りましょう。また、それぞれ添付の使用上の注意を必ず確認して使用しましょう。

高齢者の肥満に注意

「肥満」とは体が活動するのに必要な組織が減って、その代わりに活動にあまり関係のない脂肪が増えてくる状態です。高齢者では肥満が一因となって起こる障害や病気により、生活の質（QOL）の低下を招きやすいため、注意が必要です。

上半身肥満と下半身肥満

脂肪が腹部より上の方にたまるのが上半身肥満で、腹部から下にたまるのが下半身肥満です。このうち上半身肥満の中で、脂肪が腸などの臓器の周囲にたまる内臓脂肪型肥満は糖尿病などを併せ持つことが多く、動脈硬化を促進するとされ、「悪性肥満」とも呼ばれます。

肥満の原因

年をとってくると、活動量は若い頃に比べて減りますので、体が必要とするエネルギー量も減ってきます。にもかかわらず、若い頃と同じような食生活を送っていると、使いきれない余分なエネルギーは脂肪として体内に蓄えられます。

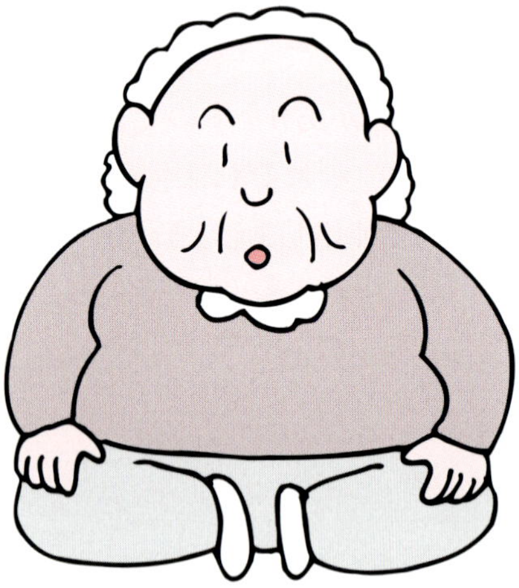

肥満と病気

肥満は動脈硬化を促進するといわれ、狭心症、心筋梗塞、脳梗塞、脳出血などの動脈硬化性疾患を招くことになります。また、体に負担がかかることで動作が鈍くなり、息切れしやすくなることがあります。さらに、膝に負担がかかり、それによって歩行障害が出たり、転倒して骨折する危険性も高くなります。

たくさんの病気を招く肥満

糖尿病　胆石　高血圧　高脂血症
痛風　虚血性心疾患（狭心症・心筋梗塞）
脳血管障害（脳梗塞、脳出血）　膝関節症など

肥満は寝たきりの原因ともなる

肥満は寝たきりの原因にもなります。心不全や肺の機能低下、脳血管障害などの病気を合併しているとさらに寝たきりになる可能性は高くなります。たとえば、脳卒中の患者さんがリハビリをしようとするとき、肥満のため自分の体を支えることも難しく、訓練どころか立ち上がることもままならないことがあります。さらに、骨折、腰や膝関節痛などの患者さんも、肥満の合併が寝たきり状態の誘因になることが少なくありません。

このように、肥満はさまざまな病気や障害を招くことから、ぜひとも改善しておきたいもので

す。しかし、肥満を解消すれば体の負担が軽くなるとわかっていてもなかなか簡単にはやせられないものですし、肥満によって活動が制限されることで精神的なストレスがつのり、ますます過食に走る場合もありますので、精神的なケアも忘れてはなりません。

肥満の解消は食生活から

食生活の改善はぜひとも実行したいことです。高齢者の方では「出された食事は残すことができない」という人が少なくありませんので、こういった意識をもっていることも考え、改善策を立てる必要があるでしょう。

高齢者の食習慣改善のポイント

その①

1日の摂取カロリーを上手に減らしましょう。単にカロリーを減らすのではなく、必要な栄養素はきちんととり、間食や何気なく口にしている清涼飲料水などからの糖分の摂取量をまず控えてみましょう。

その②

糖質・タンパク質・脂質の3大栄養素、そしてミネラル、ビタミンも上手にとれるような、栄養バランスのとれた食事を心がけましょう。

その③

脂質は体に必要な栄養素ですが、とり過ぎになりがちですので、炒め物は煮物にするなど、なるべく控えるようにしましょう。

その④

野菜や海藻には食物繊維がたっぷり含まれていますので、たくさんとりたい食品です。ただし、野菜にドレッシングをかけすぎてしまうと、カロリー過多につながりますので、注意しましょう。

肥満の判定

肥満の判定には、BMI［Body Mass Index］指数（身長あたりの体重指数）という指標が一般的に使われています。

BMI＝体重（Kg）÷〔身長（m）×身長（m）〕

をもとに下表のように判定します。

BMI	判定
18.5未満	低体重
18.5以上25未満	普通体重
25以上30未満	肥満（1度）
30以上35未満	肥満（2度）
35以上40未満	肥満（3度）
40以上	肥満（4度）

日本肥満学会による肥満度分類
（肥満研究6（1）：18-28、2000より）

●標準体重（理想体重）を求めてみよう

標準体重（理想体重）とはもっとも疾病の少ないBMI＝22を基準として計算された値です。

標準体重（理想体重）＝身長（m）×身長（m）×22
となります。

たとえば…
身長が172cmの人の場合
標準体重は
1.72×1.72×22＝65kg
となります。

⑥消化性潰瘍

消化性潰瘍とは

「消化性潰瘍」とは、胃や十二指腸の粘膜（内側を被う薄い膜）が胃液中の胃酸やペプシンの作用によって消化されることです。潰瘍は粘膜の表面だけではなく、粘膜の外側の筋肉の中（深い部分）にまで変化がおよんでいる状態です。表面だけの粘膜変化は、「胃炎」もしくは「びらん（ただれた状態）」と呼びます。

消化性潰瘍の症状

特徴的なのが腹部の痛みです。胃潰瘍では食後に痛みが強いことが多く、十二指腸潰瘍では空腹時や就寝前、早朝に痛みを訴えることが多いのが特徴です。

しかし、高齢者では腹部の痛みを訴える人が少なく、症状も軽いのが特徴です。

なんの症状もない潰瘍や大量出血（吐血・下血）もけっしてまれではありません。特に高齢者の胃潰瘍では出血に注意が必要です。

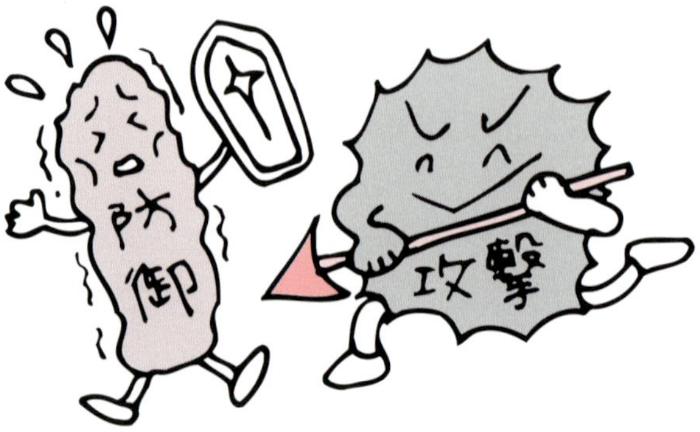

消化性潰瘍の原因

胃液中の塩酸とペプシン（消化酵素）といった「粘膜攻撃因子」と、粘膜を守る「粘膜防御因子」の2つの相反する要因のバランスが崩れ、攻撃因子が強くなりすぎたり、防御因子が弱くなりすぎることで潰瘍は発生します。

また、最近ではヘリコバクター・ピロリという菌が、胃炎や消化性潰瘍を起こすことがわかっていますが、薬で菌を取り除くことで治療することができます。

消化性潰瘍の治療

現在では薬を数回服用することでかなりの効果があげられるようになりました。

それと、食事療法も大切で、高齢者の心理をよく理解した上で、きめ細かい配慮が必要になります。

嗜好品（たばこ、コーヒー、アルコール）は潰瘍の発生や再発に悪い影響をもたらしますので、症状のあるときはもちろんですが、治った後も節制が必要です。

潰瘍を放置しておくと、胃や十二指腸に穴があく（穿孔）こともあります。

高齢者では併発疾患も多く、穿孔の場合は緊急手術を必要とするため、死に至ることもまれではなく、何よりも早期発見と早期治療が重要です。

消化性潰瘍の治療薬

主に攻撃因子を抑制する薬と、防御因子を増強する薬が使われます。

①ヒスタミンH_2受容体拮抗薬

胃酸の分泌を抑える薬です。「H_2ブロッカー」とも呼ばれます。

代表的な薬　塩酸ラニチジン、ファモチジンなど

服用中のこんな症状に注意

全身倦怠感、無気力、錯乱、眠気、めまい

②プロトンポンプ阻害薬

胃酸の分泌を抑える薬です。

代表的な薬　オメプラゾール、ランソプラゾールなど

服用中のこんな症状に注意

下痢、発疹、かゆみ

③ムスカリン拮抗薬（抗コリン薬）

胃酸の分泌を抑える薬です。

代表的な薬　塩酸ピレンゼピンなど

服用中のこんな症状に注意

排尿困難、口の渇き、便秘

④鎮痙薬（抗コリン薬）

胃や腸の痛みを抑える薬です。

代表的な薬　臭化ブチルスコポラミン、塩酸ピペリドレート

服用中のこんな症状に注意

排尿困難、口の渇き、便秘

⑤制酸薬

胃酸を中和する薬です。他の抗潰瘍薬と併用して用いられます。

代表的な薬　水酸化アルミニウムゲル、水酸化マグネシウムなど

服用中のこんな症状に注意

便秘、下痢、食欲不振

⑥その他

胃の粘膜を守る因子のはたらきを増強させる薬です。一般には、胃酸分泌抑制薬（攻撃因子抑制薬）と併用します。

代表的な薬　スクラルファート、アルギン酸ナトリウム、テプレノン、オルノプロスチルなど

服用中のこんな症状に注意

便秘、下痢、吐気

注意点・アドバイス

薬によって症状が改善すると、勝手に薬を中断してしまい、再発してしまうことがあります。症状がなくなっても医師の指示通りきちんと薬を服用してください。

精神的要因（不安・ストレス）や消炎鎮痛薬、抗生物質などの薬も原因として重要です。また、肛門から挿入する坐薬でも発生することもあるので乱用は禁物です。

高齢者の潰瘍では、急な出血で血圧が低下し、ショック状態におちいることもあります。特に便からの出血（潰瘍による出血があると、「タール便」といって便の色が墨のように黒くなる）では慢性的に出血しており、貧血も少しずつ進行するため、自覚的な症状がほとんどなく、出血が見過ごされてしまうことも少なくありません。ふだ

⑦糖尿病

糖尿病とは

筋肉などの組織のエネルギー源となる血液中のブドウ糖を、細胞の中に取り込ませる働きをするのが、インスリンと呼ばれる膵臓から分泌されるホルモンです。

「糖尿病」はインスリンが分泌されなかったり、量が十分でないために起こる病気です。インスリンの作用が低下する結果、ブドウ糖がエネルギーとして利用されず、血糖が高い状態が持続し、それによってさまざまな障害が起こります。また病名にある通り、尿に糖が検出されます。

糖尿病には 2つのタイプがある

若い人や子どもに多いのが1型糖尿病(インスリン依存性糖尿病)です。インスリンの分泌が絶対的に不足しているためインスリン注射が必要です。一方、中高年や高齢者に多いのが2型糖尿病(インスリン非依存性糖尿病)で、インスリンは分泌されるのですが十分に機能しなかったり、分泌量が不十分なために起きます。

糖尿病の原因

1型と2型で原因は異なります。2型糖尿病の原因としては遺伝的因子も考えられますが、その他に肥満や食べすぎ、運動不足などの生活習慣も関係し、現在ではわが国の代表的な生活習慣病の1つに挙げられます。

糖尿病の症状

代表的な症状はのどの渇きや多飲・多尿で、疲れやすくなり、無気力になることもあります。さらに病気が進むと、よく食べるのに体重が減ってきます。

恐ろしい合併症

糖尿病でもっとも怖いのは合併症です。代表的なものに糖尿病性網膜症、糖尿病性腎症、糖尿病性神経障害があり、さらに心筋梗塞や脳血管障害を引き起こすこともあります。

糖尿病の治療

糖尿病は完全に治る病気ではありません。大切なことは、血糖値を上手にコントロールし、できるだけ合併症を起こさないようにすることで、患者自身がこの病気に対して十分理解することが必要です。

治療は食事療法、運動療法、薬物療法があり、病状を悪化させないためには根気強く治療を続けなければなりません。

糖尿病の治療薬

薬は食事・運動療法を行っても血糖値をコントロールできない場合に使用します。

①インスリン製剤

不足しているインスリンを補い、血糖値を下げる薬です。すべて注射薬です。

②経口血糖降下薬

膵臓に作用しインスリンの分泌をうながし、血糖値を下げる薬です。

代表的な薬

トルブタミド、グリベンクラミド、グリメピリド

服用中のこんな症状に注意

低血糖症状（空腹感、脱力感、発汗、手足のふるえなど）

③食後過血糖改善薬

腸での糖分の消化・吸収を遅らせ、食後の血糖値の上昇を抑える薬です。

代表的な薬

アカルボース、ボグリボース

服用中のこんな症状に注意

おなら、下痢、腹部膨満感、腹鳴

その他に速効型の食後血糖降下薬、インスリンの利用を高める薬（インスリン抵抗性改善薬）、合併症の症状を改善する薬（糖尿病性神経障害治療薬）など

注意点・アドバイス

糖尿病の薬は、決められた時間に決められた量をきちんと飲むことがとても重要です。飲み忘れなどで症状が悪化したり、飲んだことを忘れてもう一度飲んで低血糖を引き起こすこともありますので、きちんとした服薬管理が必要です。

糖尿病の治療は制限される点が多いためつらい面もありますが、血糖をコントロールすることがいかに重要なことかを理解し、努力する必要があります。

低血糖に注意

薬の作用で低血糖（血糖の下がりすぎ）を起こすことがあります。特に食事をとれなかったり、とるのが遅くなったときに現れやすく、ふらつき、手足のふるえ、頭痛、動悸、脱力感などが起こり、ひどくなると意識を失ったり、昏睡状態におちいることもあります。

また、認知症のような症状が現れることもあり、日頃から患者さんの様子を細かく観察していれば早く対処することができます。低血糖の症状が現れたときにはジュースや角砂糖、あめ玉など吸収されやすい糖分をとるとよくなります。ただし、インスリン注射や経口血糖降下薬に食後過血糖改善薬を併用している場合は、ブドウ糖をとらなければ低血糖症状は改善されません。また、低血糖を起こした場合は、早めに医師に報告しましょう。

高齢者にあった糖尿病治療とは

どの病気でも病状をコントロールすることはもちろん重要ですが、高齢者にとっては治療することはもちろんのこと、残された人生（余命）をいかに快適に過ごせるかを考えることも重要です。

最近、高齢者の糖尿病が増えています。しかし、高齢者は個人差が大きいので、若い人たちと同じように「血糖の正常化」にこだわりすぎた治療をすると、逆に低血糖を起こし、生活の質（QOL）を低下させてしまいます。

自覚のない低血糖に要注意

インスリンの朝夕2回注射や経口血糖降下薬を服用している人（特に朝夕2回の服用）などでは、無自覚の低血糖を起こす可能性が高いと考えられます（慢性無自覚低血糖）。多くの場合、夜間から早朝にかけて血糖の低下がみられます。

急性低血糖のときに現れる動悸、発汗、頻脈、異常な空腹感などの自律神経症状が少ないのが特徴で、かりに自律神経症状があっても、本人も医師も気づいていないことが意外に多いのです。

異常のほとんどは「活気がない」「物忘れ」「計算ができない」「ふらつき、転びやすい」「字が書けない」などで、こうした症状は脳の機能が低下するために起こり、また、脳波にも異常が現れます。

高齢者にこのような症状がみられた場合は、老化現象や認知症（痴呆）と診断されやすく、そのことが生活の質（QOL）の低下につながるため、こまやかな配慮が必要となります。

気をつけたい高齢者の低血糖症状

- 物忘れが起こりやすい
- 会話や自発的行動が減る
- 活気がなくなる
- 何ごとに対してもおっくうになる
- ふらつき、転びやすい
- 字が書けない
- 子供っぽくなる（無為や無関心など）
- 運動をしない（ほとんど動かない）
- 何もしない（新聞やテレビは見ないなど）
- 高度な記憶障害、注意力の低下

上記のような症状が徐々に出はじめます。

低血糖と認知症様症状との関係

脳の細胞は、ブドウ糖と酸素がエネルギー源です。「考える」「記憶する」「計算する」「書く」「歩く」など、ふだん私たちが当たり前のように行っていることができるのは、脳の細胞に酸素とブドウ糖がいつも十分に補給されているからです。

ですから、そのブドウ糖が少なくなると、脳の機能にいろいろな異常が起こってきます。低血糖が認知症のような症状を現すのは、脳がエネルギー不足になるためです。

事例　血糖値はいい状態なのに

糖尿病歴が20年以上の83歳の男性が、車椅子で来院しました。家族によると、よく怒る人だったらしいのですが、かつての迫力がなくなり、「歩けない」「活気がない」「話すことが少なくなった」などの症状を訴えました。

それまでの治療ではインスリン注射により血糖をかなり低くコントロールし、医師は「血糖は良好」と判断していたようでした。

●

1日の血糖値の変動を詳しく調べたところ、明らかに血糖値は下がりすぎていました。

そこで、インスリン注射の量を減らし、血糖をやや高めに維持したところ、まもなく本人が「体が軽くなった」と徐々に活気を取り戻してきました。家族からも「頭がしっかりしてきた」「昔に戻りつつある。怒るようになった」と報告がありました。

初診から約1年で杖で歩けるようになり、大きな声で話す、患者さん本来の迫力がよみがえってきたのです。

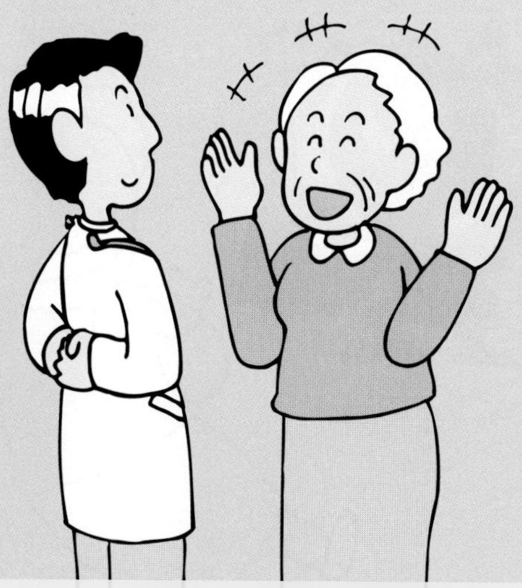

事例　おかしな行動の原因は…

83歳の女性は幻視（ないものが見える）や物忘れなどの症状があり、認知症の疑いで精神科の医療相談にきました。

段ボールを見て「猫がいる」、すでに死んでいる人のことが「見える、いる」などの幻視がありました。幻視のほかにも足のふらつき、ボーッとしている、意欲がないなどの症状もありました。

●

脳のレントゲンは正常で、精神科医は認知症とは考えにくい、薬などによる意識状態の変化ではないかと診断し、内科の診察を受けることになったのでした。

患者さんは作用が60時間くらい続く経口血糖降下薬を飲んでおり、過去の血糖値を記録したノートを見たところ、やはり低い状態でした。作用時間の長い経口血糖降下薬による慢性的な低血糖のために出た意識の障害と考え、薬を中止したところ、まもなくして幻視も消えました。

家族と本人の話では、足のふらつきがない、意欲がでてきた、活動的になった、頭がすっきりした、生きているという感じ、おっくうさがない、薬がない方がよく眠れる、幻視もなくなったなど、症状は改善されました。

⑧感染症

感染症とは

細菌やウイルスなどが原因で発症する病気を総称して「感染症」と呼んでいます。

水や食べ物とともに、口から細菌やウイルスが侵入することによって起こります。

原因としては大腸菌、黄色ブドウ球菌、インフルエンザウイルスなどたくさんあります。

人間の体と細菌

もともと、人間の体にはいろいろな細菌が住みついています。このような菌を常在菌といい、腸内細菌のような常在菌は人間の体の中で上手に「共同生活」をしており、人間の体にはなくてはならない働きをしています。

高齢期の感染症の特徴

人体は細菌やウイルスに対してけっして無防備ではありません。まず、口から細菌やウイルスが侵入しても、胃液や胆汁によって大部分は死滅してしまいます。また、人間には外から侵入する異物に対して抵抗する力「免疫力」があり、細菌やウイルスから体を守っています。

しかし、高齢者では胃酸の濃度も低下しますし、免疫力も低下しますので、感染症にかかりやすい状態、「易感染状態」にあるといえます。

そのうえ、気管支喘息や前立腺肥大、糖尿病、脳血管障害、胆石などの病気を合併していることも少なくありません。こうした病気があると感染症を誘発しやすく、たとえば胆石では胆嚢炎、前立腺肥大では膀胱炎、脳血管障害による嚥下障害（飲み込みが悪い）では肺炎などの感染症を併発してしまいます。

感染症の症状

一般的に、高齢者では発熱などの感染症の典型的な症状が乏しいことも特徴です。微熱が続いたり、熱も平熱であるなど経過もさまざまで、手遅れになりやすいことも注意すべき点です。食欲の低下とか、何となく元気がないなどの症状にも注意する必要があります。

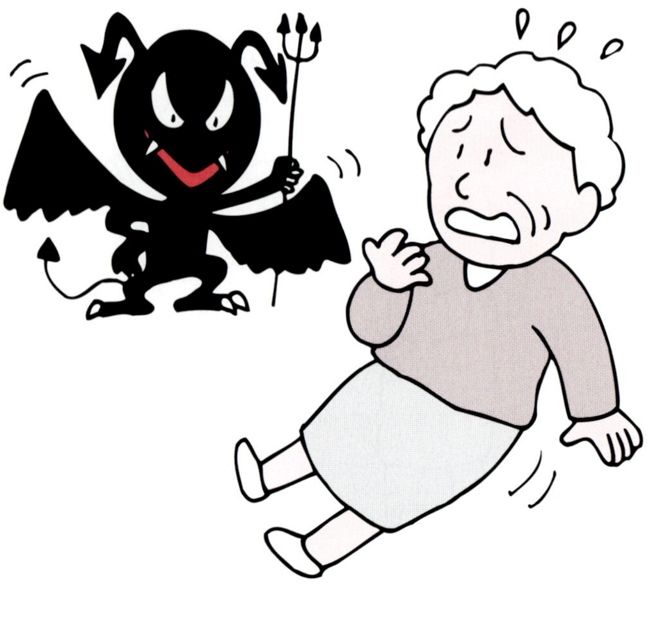

感染症の治療

まずは、感染を起こしやすい状態や感染の治療を妨害するような因子を取り除くことが必要で、そのうえで、適切な抗菌薬を使用します。

感染症の治療薬

患者さんの状態や感染症の原因になっている菌の種類を考えて、薬は選ばれます。

細菌による感染症の治療薬としては抗生物質と合成抗菌薬があります。両方とも菌を殺す薬です。抗生物質にはいくつかの系統がありますが、その中でよく使われるのが、ペニシリン系とセフェム系の薬です。

治療する際には、薬が菌に有効かどうかを調べながら使うことが理想的ですが、急を要する場合では、まず多くの菌に効果的な薬を使います。

①抗生物質

代表的な薬

A ペニシリン系

アモキシシリン、アンピシリン

B セフェム系

セファクロル、セフジニル

服用中のこんな症状に注意

下痢、過敏症（発疹）、ショック

②合成抗菌薬

代表的な薬

ニューキノロン系

オフロキサシン、レボフロキサシン

服用中のこんな症状に注意

注意点・アドバイス

高齢者では、抗菌薬を使う機会が多いため、結果として抗菌薬に抵抗性のある強い細菌（耐性菌）が出現しやすくなります。

ですから、高齢者では安易に抗菌薬を服用すべきではありませんが、肝心なときに無理して薬を服用しないのは、病状を悪化させるだけですので、医師の判断に従うようにしてください。

他の薬もそうですが、抗菌薬は特にきちんと指示通り服用して、初めて効果が得られる薬です。1日4回を1日2回しか服用しなかったり、服用したりしなかったりなど、正しく薬を服用していないと、治らないどころか、かえって症状を悪化させてしまうこともあります。指示された期間、指示された通りに服用してください。

胃酸の分泌を抑える薬と感染症

胃潰瘍治療薬で登場したヒスタミンH_2受容体拮抗薬や、プロトンポンプ阻害薬のような胃酸の分泌を抑える薬を長期間服用している場合、胃酸の濃度が低下していますので、感染症を起こしやすくなるといわれています。

高齢者に多い感染症

①肺炎

肺に侵入した細菌やウイルスが原因となって起こる肺の中の炎症です。抗生物質の開発などで、昔に比べて全体的には患者数は減っていますが、依然として高齢者では死因としても重要な位置を占めています。

多くの患者さんは肺炎になる以前に何らかの先行する病気があって、体力が低下していることが多く、肺炎は死に直結する病気として注意が必要です。

特に、慢性気管支炎、喘息、肺気腫などの病気を合併していると、肺の機能は著しく低下することがあり、呼吸困難などにおちいりやすくなります。

症　状

数日前から微熱が続く以外にはほとんど無症状で、聴診器でもそれらしい所見がないようなときでも、レントゲン撮影をすると典型的な肺炎がみつかる、といったケースも少なくありません。

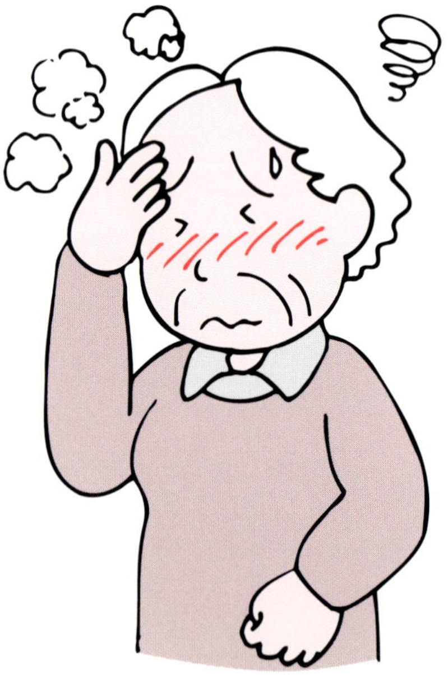

診　断

特に以前、肺結核にかかったことがあり、肺に変化があるような場合は、聴診器のみの診断では安心できませんので、血液検査で白血球数を調べたり、胸部のレントゲン撮影などで診断する必要があります。

治　療

抗生物質が有効です。肺炎の原因となっている菌によって治療薬は選択されます。

高齢者ではペニシリン系抗生物質がよく使われます（➡ P121）。

注意点

わずかな発熱や咳、痰などの症状があったら、早めに診察を受け、早期発見・早期治療をこころがけましょう。

脳血管障害、パーキンソン症候群などがある場合はもちろん、高齢者では嚥下反射（飲み込むときに必要な嚥下運動が起こるまでの時間が長くなる）や咳反射の低下などもあるため、ちょっとしたことで気管内に食べ物や水などの異物が入りやすく、肺炎を引き起こす可能性は高くなります。

食事の介助が必要な場合は、体を起こして食事をさせるなどの注意が必要ですが、食べた直後に横にしないことも重要です。

高齢者では誤嚥による肺炎が非常に多く、嘔吐したときなどはその後の様子を十分に観察しましょう。

②肺結核

結核菌に効果的な薬（抗結核薬）の開発で激減しましたが、最近になって、高齢者で無視できない病気になっています。

その理由は、結核が蔓延した時代に感染はしたが発病しなかった人や発病したが抗結核薬の治療で治った人が、高齢化したり、あるいは糖尿病のような病気を合併したことで、免疫の機能が著しく低下し、再び発病するなどが考えられています。

③尿路感染症

「尿路感染症」とは腎臓から尿管、膀胱、尿道までの感染症の総称です。

脳血管障害、糖尿病、前立腺肥大などの病気では、尿を排出する機能が障害されやすく、残尿量（膀胱内に残ってしまう尿の量）も増えやすくなります。尿は細菌にとって都合のよい環境のため、残尿が多くなると、細菌が増えるのです。

尿路感染症を引き起こす原因菌は複数の場合が多く、症状がほとんどみられないこともあり、抗菌薬が不要なことも少なくありません。逆に、不要なときに、抗菌薬をあまり考えもせず飲みつづけることは、肝心なときに抗菌薬の効果が薄れてしまうことにもつながるので、注意が必要です。

MRSAについて

院内感染などの問題で一時期世間を騒がせていたのが、「MRSA感染症」です。

MRSAとは「メチシリン耐性黄色ブドウ球菌」のことです。これは、ペニシリンの効かない黄色ブドウ球菌に有効な「メチシリン」という抗生物質が効かない菌です。MRSAが原因となる病気には、肺炎や肺血症、心内膜炎などがあります。

ある菌を殺す抗生物質ができると、その抗生物質の効かない菌が新たに登場してきて、その菌を殺す抗生物質が開発されると、またそれに効かない菌が登場する、といった具合に、原因菌と抗生物質はまさに果てしない追いかけっこをしているのです。

そして、このMRSAはメチシリンだけではなく、多くの抗生物質にも耐性がある（多剤耐性）ため、大きな問題となりました。

そこに登場したのが、塩酸バンコマイシンという抗生物質です。MRSAに効果があるということで、広く使われるようになりました。しかし、最近になって、この塩酸バンコマイシンが効かない菌というのが出現した、といわれています。

菌と人間の果てしない闘いはまだまだ続きそうです。

⑨目の病気
（緑内障・白内障）

高齢者に多い目の病気が「白内障」と「緑内障」です。昔から、白内障は「シロソコヒ」、緑内障は「アオソコヒ」と呼ばれています。

白内障とは

白内障とは、目のレンズである水晶体が白く濁り、視力障害を起こす病気です。

原因によりいくつかに分類されますが、もっとも多いのは加齢によって起こる老人性白内障です。その他に、糖尿病によって起こる場合もあります。

水晶体が白く濁る原因は、水晶体のタンパク質が変性するためですが、詳しいことはわかっていません。

白内障の症状

視力の低下、目がかすむ、まぶしがるなどの症状が現れます。

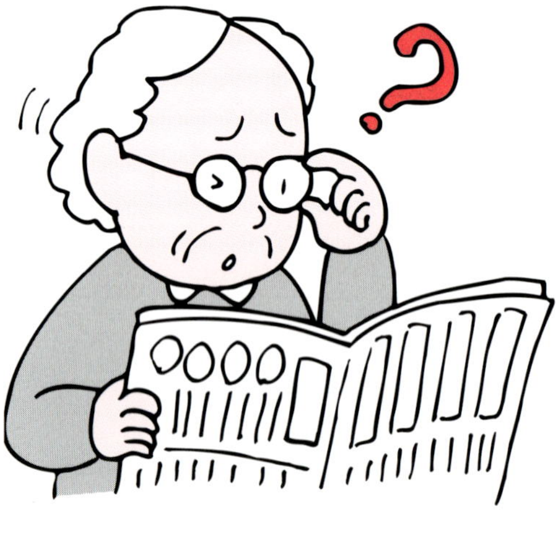

白内障の治療

手術で水晶体を取り除き、代わりのレンズを入れる方法と、薬で水晶体の白濁を遅らせる方法があります。

白内障の治療薬

現在のところ、水晶体の白濁を完全に阻止したり、濁った水晶体を透明にする薬はありません。

現在使われている薬は、水晶体の白濁を抑え、透明性を維持する点眼薬で、白内障の進行を防止するために使われます。

代表的な薬
ピレノキシン、グルタチオン

使用中のこんな症状に注意
刺激感、かゆみ

注意点・アドバイス

点眼薬は液剤と固形の薬が1セットになっており、液剤に固形の薬を溶かして使用します。溶解法や溶解後の使用期限が書かれている付属の説明書をよく読んで使用してください。

緑内障とは

目の圧力(眼圧)が高くなり、視神経が圧迫されて起こる病気です。

通常、眼圧は眼内で作られる水(房水)の量と、排出される量のバランスで成りたちます。しかし、緑内障ではなんらかの原因で房水の産生が上昇したり、排出が減少することで、バランスがくずれ、眼圧が高くなります。

緑内障の症状

視野が狭くなる、人や物がぼんやりかすんで見える、さらにひどいときには眼球が痛んだり、吐き気や頭痛をともなうことがあります。

緑内障の治療

治療は、眼圧を下げ視野狭窄が広がらないようにするのが目的です。

眼圧を下げる方法としては、薬物治療、レーザー治療、手術があります。

緑内障の治療薬

眼圧を下げる薬としては、内服薬と点眼薬があります。

内服薬には、房水の産生を抑える薬があります。

点眼薬には、房水の産生を抑える薬と房水の排出を促進する薬があります。

内服薬

房水の産生を抑える薬です。

代表的な薬

ジクロロフェナミド、アセタゾラミド

服用中のこんな症状に注意

食欲不振、悪心(胸のむかつき)、発疹、かゆみ

点眼薬

A.房水の産生を抑える薬

代表的な薬

塩酸ベタキソロール、マレイン酸チモロール、塩酸カルテオロール

使用中のこんな症状に注意

かゆみ、痛み、頭痛、めまい

B.房水の排出を促進する薬

代表的な薬

塩酸ピロカルピン、アドレナリン、イソプロピルウノプロストン

使用中のこんな症状に注意

かゆみ、異物感

注意点・アドバイス

点眼薬を使用するときは、眼の中で薬をきちんと作用させるためにも、点眼後、数秒くらい涙嚢(鼻側にある眼のふくらみ)をおさえるようにしてください。

2剤以上の点眼薬を同時に使用する際は、1剤使用後は5分くらい間隔をあけてから使用します。

⑩皮膚の病気
(1)乾皮症

乾皮症とは

角質層の水分含有量が低下し、皮膚が乾燥した状態で、皮膚の光沢がなくなります。特に高齢期には、皮膚の水分や脂分が低下しますので、「乾皮症」になりやすい状態です。高齢者の乾皮症を「老人性乾皮症」と呼び、女性より男性に多くみられます。

乾皮症の原因

角質層の水分含有量が低下する原因として、遺伝や加齢、低温度、寒冷、過度の暖房、頻回の入浴、皮膚への強い刺激などがあります。

特に、冬場は空気が乾燥するので、乾皮症が増えます。

乾皮症でかゆみが生じるために、体を引っかき、湿疹ができることがあります。

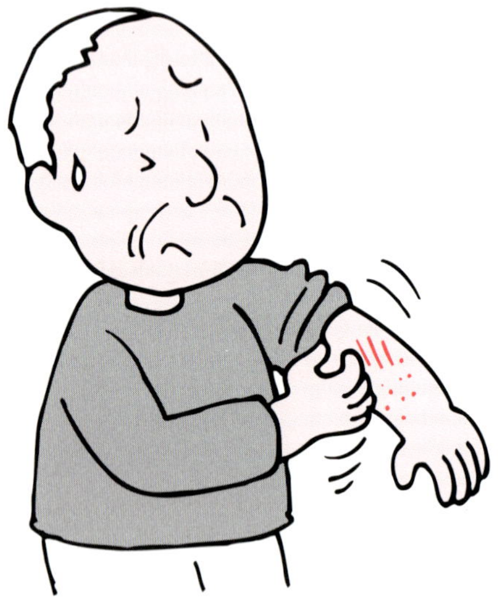

乾皮症の治療

軟膏薬で治療します。さらに皮膚への刺激を減らすように、生活上の注意も大切です。

乾皮症の治療薬

保湿作用のある軟膏薬を使います。

代表的な薬

尿素軟膏、ビタミンA配合軟膏など

注意点・アドバイス

かゆい部分をかき続けて傷をつくり、そこから細菌が入り化膿することがありますので、引っかかないように注意してください。

生活上注意したい点は、タオルはなるべくやわらかいものを選ぶ、暖房を使用する際は加湿をする、電気毛布などの暖房器具の使いすぎに注意するなどです。

かゆみが強く夜眠れないようなときは、睡眠薬の使用で改善する場合もあります。

ステロイド外用薬について

ステロイド薬とは？

「ステロイド薬」とは副腎皮質ホルモンを含む薬のことです。副腎皮質ホルモンはもともと体内でつくられるもので、炎症を抑えたりアレルギーを抑えるなどの作用があります。内服薬から注射薬、外用薬など、ステロイド薬はいろいろな場面で使われています。

ステロイド薬は効果の高い薬ですが、その反面、予期せぬ副作用が現れるなど使用の際には十分注意する必要があります。

ステロイド外用薬(塗り薬)のいろいろ

ステロイド外用薬には塗り薬、貼り薬、吸入薬などがありますが、なかでも塗り薬は炎症を抑える薬として高齢者の皮膚の病気によく使われます。

塗り薬は作用の強い順にストロンゲストからウィークの5段階に分類されており、病状(重症度)に合わせて選ばれます。一般的に中間のストロングタイプかそれより弱いタイプがまず使われます。

塗り薬のタイプも軟膏・クリーム・ローションなどがあり、症状や部位にあわせて選ばれます。

代表的な薬

A.ストロンゲスト

プロピオン酸クロベタゾール、酢酸ジフロラゾン

B.ベリーストロング

ジフルプレドナート、プロピオン酸デキサメタゾン

C.ストロング

吉草酸ベタメタゾン、フルオシノロンアセトニド、吉草酸・酢酸プレドニゾロン

D.マイルド

酪酸クロベタゾン、酪酸ヒドロコルチゾン、トリアムシノロンアセトニド

E.ウィーク

酢酸デキサメタゾン、プレドニゾロン

注意点・アドバイス

ステロイド外用薬を長く使用すると、皮膚が弱くなる場合があります。また、体の抵抗力(免疫力)が低下して感染症にかかりやすくなったり、感染症の症状が悪化することもあります。

このような副作用を招かないためにも、ステロイド外用薬は医師の指示通り使用し、できるだけ短期間の使用で抑えることが大切です。そのためには、定期的に診察を受けるようにしましょう。

軟膏容器で薬をもらったら

軟膏容器には名前が書いてありませんので、以前に出された薬との区別がつかなくなることがあります。間違いを起こさないためには、使用しなくなった薬は捨て、そして薬をもらったら油性ペンで表面に薬の名前、もらった日を記載するようにしましょう。

⑩皮膚の病気
(2)床ずれ(じょく瘡)

床ずれ(じょく瘡)とは

「床ずれ(じょく瘡)」は、同じ姿勢で寝ていることで、末梢血管が長期間圧迫を受け、血液循環障害を起こし、血液が通わなくなった組織が栄養不足になり、壊死することです。

床ずれ(じょく瘡)の原因

寝たきり状態がもっとも多い原因です。また、自分で寝返りをうったり、体を動かせない場合は、さらに床ずれ(じょく瘡)になりやすいといえます。

主な原因

○寝返りがうてないため、長時間同じ姿勢で寝ている
○栄養状態が悪く、全身の衰弱がひどい
○体の一部に麻痺があり、血液循環が悪い
○体がむくんでいる
○やせて骨が出ている
○寝間着や寝具が湿っている。または固すぎる
○汗や失禁で湿っていたり汚れていて、不衛生になっている

床ずれ(じょく瘡)の問題点

放っておくと、床ずれ(じょく瘡)部分の損傷が大きくなり潰瘍ができ、ひどい場合は筋肉や骨にまでおよぶことがあります。

さらに、細菌が感染し、炎症を起こす場合もあります。

床ずれ(じょく瘡)の治療

床ずれ(じょく瘡)を起こさない環境を整えることがもっとも大切です。局所的な治療としては薬を使用します。

床ずれ(じょく瘡)の治療薬

症状に応じて、床ずれ(じょく瘡)部分の殺菌・消毒、肉芽形成の促進、表皮の形成を目的とした外用薬が使われます。

代表的な薬

塩化リゾチーム、ヨウ素製剤、ブクラデシンナトリウム、幼牛血液抽出物、スルファジアジン銀、アルジオキサなど

注意点・アドバイス

床ずれ（じょく瘡）は、局所的に治療を行うだけではなく、圧迫の原因を取り除き、低栄養状態を改善するなど、全体的な要因を改善しなければ意味がありません。

床ずれ（じょく瘡）予防のポイント

その①

予防の基本は持続的な圧迫をなくすことですから、体位交換が重要なポイントです。できれば、体位交換は2時間に1回の割合で行い、こまめに体の向きや手足の位置を変えるとよいでしょう。

その②

栄養不良は大きな原因となります。栄養補給にも注意しましょう。タンパク質、ビタミンC、鉄分などを十分とりましょう。

その③

皮膚を清潔に保ちましょう。入浴や清拭をこまめに行い、皮膚を清潔に保ちます。

その④

寝具との摩擦を少なくしましょう。寝たきりになると、寝間着やシーツにのりをつけると摩擦が強くなり、症状が悪化するため、寝間着やシーツはのりをつけず、なるべく柔らかい生地を選びます。

その⑤

エアマット、ビーズパット、クッションなどの予防用具を利用しましょう。

ただし、円座の使用は予防にはなりませんので、注意してください。というのは、円座の当たっている部分の皮膚が、常に圧迫される状態になるため、かえって症状を悪くする場合があるからです。

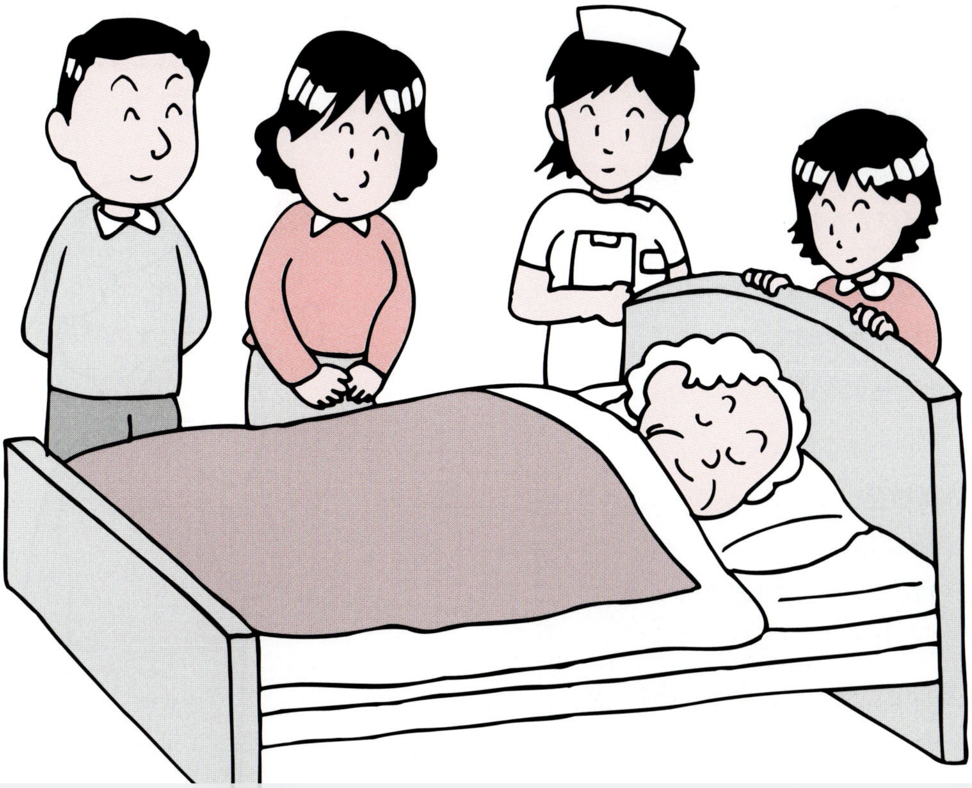

⑪よく使われる薬と注意点

不安症状に使う薬（抗不安薬）

「精神安定剤」とも呼ばれる薬で、主に睡眠障害（➡P96～97）で紹介したベンゾジアゼピン系の薬です。また、マイナートランキライザーとも呼ばれています。

気持ちが落ち着かない、緊張感、不安感などを改善する薬です。

抗不安薬は種類が多く、薬の作用が長く続くものから短いものまで幅があります。

代表的な薬

A.作用時間が短いタイプ

クロチアゼパム、エチゾラム、オキサゼパム、ロラゼパムなど

B.作用時間が比較的長いタイプ

（10～30時間作用が続く）

アルプラゾラム、ブロマゼパム、ジアゼパムなど

C.作用時間が長いタイプ

（30時間以上作用が続く）

オキサゾラム、ロフラゼプ酸エチルなど

服用中のこんな症状に注意

眠気、ふらつき、脱力感、興奮、錯乱（せん妄）

注意点・アドバイス

この種の薬はとかく「作用が弱い」と誤解され、安易に服用されることが多いことが大きな問題です。

特に高齢者では、若年者より薬が効きやすいところに、作用の長い薬を飲んでいると、薬が効きすぎて眠気、ふらつきの原因となります。

抗不安薬の中には筋肉の緊張をとく作用があるものがあります。その作用が強いと、脱力感や足がふらふらするなどによって転倒することがあります。

また、高齢者では薬の服用による一時的な記憶障害で「認知症」と思われるケースが少なくありません。

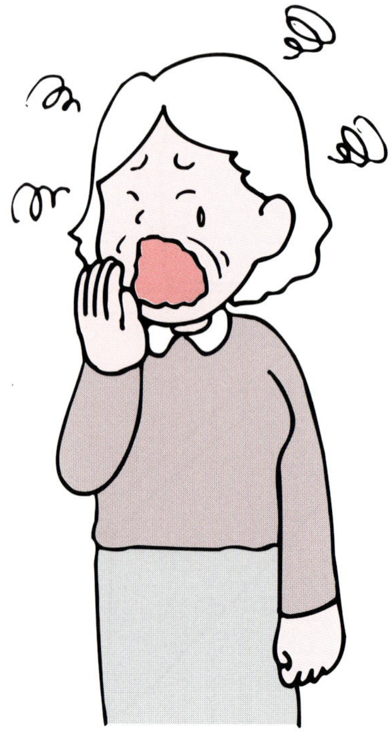

精神を落ち着かせる薬（抗精神病薬）

「抗精神病薬」とは興奮、幻覚、妄想などの症状を改善する薬です。抗不安薬がマイナートランキライザーと呼ばれ、抗精神病薬はメジャートランキライザーと呼ばれています。

代表的な薬

A.フェノチアジン系
塩酸クロルプロマジン、塩酸チオリダジンなど

B.ブチロフェノン系
ハロペリドール、ブロムペリドール

C.その他
スルピリド、塩酸チアプリドなど

服用中のこんな症状に注意
錯乱（せん妄）、眠気、ふらつき、脈が速くなる（頻脈）

注意点・アドバイス

抗精神病薬を使用するときは高齢者に対してはなるべく少ない量を使うことが特に必要です。薬の使い方によっては症状が大いに改善されることがありますが、もともと作用の強い薬ですから、量を考えて使わなければ、副作用を起こしやすくなります。

この薬はパーキンソン症候群（➡P104）を引き起こす可能性があるため、注意が必要です。

また、便秘や尿閉、悪心（胸のむかつき）を起こすことがあります。

痛みを抑える薬

神経痛や関節炎など、高齢者では体の節々の痛みを訴えることが多くなります。そのため、痛みを抑える薬を服用する場合が多くなります。

痛みを抑える薬としてもっともよく使われるのが非ステロイド性消炎鎮痛薬（NSAIDs）です。化学的な構造の違いで、いくつかの種類に分けられます。

代表的な薬

A.カルボン酸系
アスピリン、メフェナム酸など

B.酢酸系
ジクロフェナクナトリウム、インドメタシン、スリンダクなど

C.プロピオン酸系
イブプロフェン、ロキソプロフェンなど

注意点・アドバイス

痛みを抑える薬を服用することで「消化性潰瘍」を起こすことが少なくありません。特に、痛み止めを常用することが多い高齢者では、潰瘍を起こす確率が高いといわれていますので、注意が必要です。

少しでも胃にあたえる負担を軽くするために、食後に多めの水で服用しましょう。

アレルギーに使われる薬

体には外からの異物に対する防御機能があります。その防御反応が過剰になると体にとって困る反応が起こることがあります。これを「アレルギー反応」といいます。

アレルギーには花粉症やじん麻疹などいろいろな種類がありますし、花粉症ひとつとってもその原因はさまざまです。

アレルギー薬としては、抗ヒスタミン薬、抗アレルギー薬などがあります。

①抗ヒスタミン薬

細胞から分泌されるアレルギー症状を引き起こす物質の働きを抑え、くしゃみや鼻水といったアレルギー症状を抑える薬です。アレルギーを治す薬ではなく、症状をやわらげる薬です。

代表的な薬

塩酸ジフェンヒドラミン、マレイン酸クロルフェニラミンなど

②抗アレルギー薬

アレルギーの症状を抑える作用もありますが、予防にも使う薬です。予防効果は飲み始めてから1～2週間で現れます。

代表的な薬

抗ヒスタミン作用のない薬とある薬があります。

A.抗ヒスタミン作用のない薬

クロモグリク酸ナトリウム、トラニラストなど

B.抗ヒスタミン作用のある薬

フマル酸ケトチフェン、メキタジンなど

服用中のこんな症状に注意

尿がでにくい、眠気、脱力感、錯乱（せん妄）

注意点・アドバイス

抗アレルギー薬は抗ヒスタミン薬とは違い、症状をすぐに改善する薬ではありません。飲み始めても症状が改善されないからと途中で薬を勝手にやめてしまうと意味がありませんので、医師の指示通り服用期間を守ってきちんと服用しましょう。

花粉症とは

花粉症はスギやヒノキなどの花粉の粒子が鼻の粘膜に入ってアレルギー反応を起こす病気です。アレルギー症状としてくしゃみ、鼻水、鼻づまりなどが現れます。

花粉が体に入ると、花粉は体にとって異物（抗原）ですから、これを排除するために異物をつかまえる物質（抗体）が体内でつくられます。これが抗原抗体反応です。この反応により、鼻の粘膜にある肥満細胞という細胞からヒスタミン、ロイコトリエンといった物質が分泌されます。これらは異物を体外に排除させるための反応を体に起こし、それによってくしゃみ、鼻水、鼻づまりの症状が起こります。

ですから、アレルギー反応というのは、本来は異物から体を守る防御のための反応といえます。

かぜに使われる薬

一口に「かぜの薬」といってもいろいろあります。発熱している、鼻の症状がある、咳がひどいなど、そのときのかぜの症状に合わせて薬を選ばなければなりません。

①解熱鎮痛薬

発熱している、体の節々が痛むといった症状がある場合に使われる薬です。

代表的な薬

アスピリン、アセトアミノフェンなど

②総合感冒薬

市販の「かぜ薬」に多いタイプで、発熱や鼻の症状、咳の症状、それぞれの症状に対する薬が複数配合された薬です。

③鎮咳薬

咳を鎮める薬です。

代表的な薬

リン酸コデイン、臭化水素酸デキストロメトルファンなど

④去痰薬

痰の切れをよくする薬です。

代表的な薬

塩酸アンブロキソール、カルボシステインなど

⑤鎮咳・去痰薬

咳を鎮める作用と痰の切れをよくする作用の両方をもつ薬です。

代表的な薬

酸チペピジンなど

⑥消炎酵素薬

のどの乾燥感・発赤・痛みを改善する薬です。

代表的な薬

塩化リゾチーム、セラペプターゼなど

⑦抗ヒスタミン薬

（➡P132）

注意点・アドバイス

鎮咳薬は、眠気をもよおすことがあります。

市販のかぜ薬を買うときは、自分の症状に合った薬を買うために、薬局の人にきちんと自分の症状を話し、もっとも適した薬を出してもらうようにしましょう。

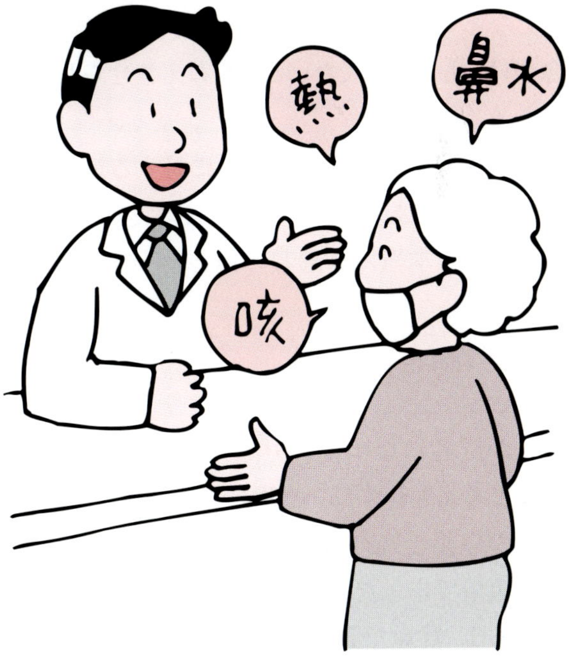

おわりに

高齢者の薬物治療を考える

大宮共立病院副院長●板垣 晃之

高齢者のさまざまな「多様性」

高齢者医療の現場にいると、高齢者の病気の多様性、そして人生の多様性に驚かされることが少なくない。人生の先輩たちとの会話では、幅広い修養の必要性をしばしば痛感させられる。

不治の病に直面しての生き方、自己決定権、尊厳死の問題や死を看取る医療のあり方などについては特に考えさせられる。

さらには、嫁と姑、親と子の多彩な人間模様など、医療的には介入できない問題が病気の原因となっていたり、病状の悪化を招いている場合がけっして少なくないことも考えさせられる点である。

この多様性という言葉は薬に対する反応にもいえることである。これは、常日頃実感することであるが、本当に高齢者の体というのは複雑なのだ。

忘れられない体験

私が医者になりたての頃、薬の副作用などほとんど考えもせずに、治療に関する本を参考にしながら薬を処方していた。特に、胃薬などには無頓着であった。

ある日、貧血で入院中の患者さんの尿が出なくなった。教授回診の時、病状と治療について聞かれた。何気なく処方していた胃薬の抗コリン作用によって尿が出なくなった(尿閉)のではないか、と厳しく注意された。「後で、部屋に来なさい」と教授室に呼ばれ、目の前に薬の作用や副作用についてこまかく記載されている薬理学の本を差しだされた。

しかも、『Goodman and Gilman、The Pharmacological Basis of Therapeutics』という横文字の本であった。

処方した理由を聞かれても、たいした根拠もないのだから、ただ黙っているだけであった。「ここを読んでみなさい」といわれて、頭の中は真っ白になってしまった。

このときのことは今でもはっきり脳裏に焼きついている。以来、高齢者の薬の投与にはかなり敏感になったのである。

QOLを考えた薬物治療とは

老年医学、なかでも糖尿病が専門であった私の恩師の村地悌二先生は、血糖のコントロールについても低血糖を起こさないことに細心の注意をはらっていた。教科書に記載されている数値と比べると、高すぎる血糖値の推移をみながら、「そこそこにコントロールするように」というのが口癖であった。

高齢者医療での長い経験から裏打ちされたこの「そこそこ」という言葉の根底にある考え方、それこそまさしくQuality of life(QOL:生活の質)の重視ということである。

糖尿病治療の最終目的は、「健康で生き甲斐のある生活を援助する」ことはいうまでもないが、「特に高齢者では残された余命に質の向上がともなわなくてはならない」ということをいつも聞かされていた。35年も前に行われたある座談会での村地先生の発言は、今日の高齢者医療、特に薬物治療に対する厳しいながらも非常に教訓

①高齢者の薬用量について ・・・・・・・・・・・・・・

小児に対しては、大体薬用量がきまっているが、高齢者の薬用量については、はっきり書いたものがないことが困る点であるとしている。

実際に、今日の多くの薬の添付文書をみても、使用上の注意はほとんど同じような内容である。たとえば、経口血糖降下剤の使用上の注意では、「高齢者では生理的機能が低下していることが多く、低血糖が現れやすいので、少量から投与を開始し、定期的に検査を行うなど慎重に投与すること」と、なんだかあまりにも曖昧で形式的なのだ。

②高齢者の身体機能と薬の関係 ・・・・・・・・・・

一番問題になるのは、腎機能が年齢とともに生理的にも著しく落ちてくるということではないかと考え、高齢者では薬が非常に蓄積されやすい傾向にあるとしている。薬の分解・排せつまで考えた投薬の必要性を強調しているのである。

③薬用量決定のむずかしさ ・・・・・・・・・・・・・・

有効量と中毒量との幅が狭くなっているため、高齢者では中毒を起こしやすいこと、1人で複数の疾患を併せ持っている場合が多いため1つの病状を治療しようとするとほかの異常に対して悪い影響があること、薬の相乗作用や拮抗作用で具合がよくなかったりすること、などから薬の量の決定には十分注意する必要があるとしている。

「老人とくすり」座談会(診療5(3)2-19、1973)より

的な内容であるので、ここで紹介しよう。

要するに、「高齢者の薬の使い方というのは非常にむずかしいものではないだろうか」ということである。

さらに、「薬を投与する際には、その効果や適応をよく知ることはもちろんだが、副作用が何であるかということにより注意をしなければならない」ときわめて重要な指摘もしている。しかも、投薬にあたっての本質的な原則として、「十分な理由がない限り、どんな薬も投与してはいけない。また、どんなときにも可能な限り少量を使うことである」とし、「抗生物質投与の場合を除け

齢者には大切なのだ」という英国のAnderson先生(老人の臨床経験が深い)の厳しい指摘について、「極めて味わいのある言葉ではないか」とも語っている。

◆◆◆

これは28年も前に開かれた座談会での話であるが、今、まさに問われている問題であろう。

高齢者の医療の現場では、薬物療法が十分に検証されないまま多剤併用などがエスカレートしている気がする。

今こそ、村地先生の指摘に高齢者医療に携わるすべての人が耳を傾け、実践すべきときでは

メ　モ

付　録

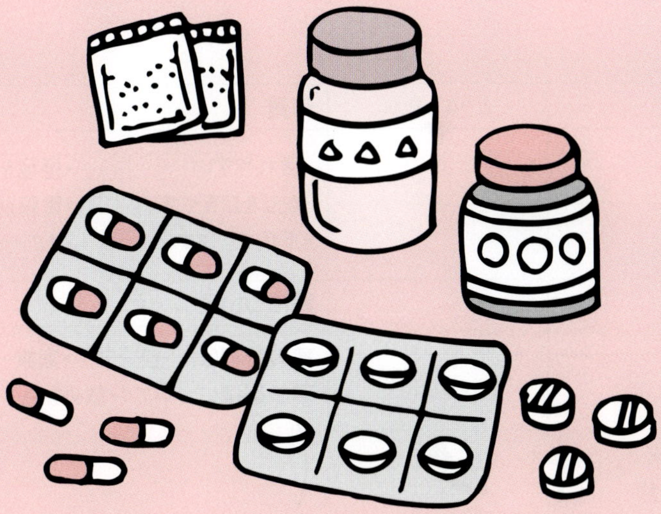

コピーして使おう

医療ノート

診察を受ける際や緊急時など、
的確に自分の状態を知ってもらうために、
「医療ノート」をつくっておきましょう。

フリガナ 名前	男 女	生年月日 年　月　日生
住所		
本人の連絡先 ☎		緊急時の連絡先 ☎
身長　cm	体重　kg	血液型　（Rh ＋－）

アレルギーについて
①食べもの

②その他

副作用について	どうなったか ▼
薬の名前	
薬の名前	
薬の名前	
薬の名前	
・発疹　・吐き気　・下痢　・ふるえ ・かゆみ　・めまい　・発熱　など	

体質
・疲れやすい　・便秘をしやすい
・かぜをひきやすい　・胃腸が弱い
・下痢をしやすい　・その他

薬について
薬の管理は？（・自分で　・家族　・その他）
薬の剤型について（・飲めない ／ ・飲みにくい剤型）
（　　）

以前かかった病気	いつ頃

現在治療中の病気	いつから

かかりつけの病院	☎

かかりつけの薬局
名前
電話

メモ

コピーして使おう

お薬カード

薬を処方されたらお薬カードに記入しておきましょう。また、市販の薬を購入した場合も同じように記録しておきます。

月　日（　）［診療科名　］ 日分（　種類）	
お薬の名前	用法（　） 用量（　）
お薬の名前	用法（　） 用量（　）
お薬の名前	用法（　） 用量（　）
お薬の名前	用法（　） 用量（　）
お薬の名前	用法（　） 用量（　）
お薬の名前	用法（　） 用量（　）
お薬の名前	用法（　） 用量（　）
お薬の名前	用法（　） 用量（　）

月　日（　）［診療科名　］ 日分（　種類）	
お薬の名前	用法（　） 用量（　）
お薬の名前	用法（　） 用量（　）
お薬の名前	用法（　） 用量（　）
お薬の名前	用法（　） 用量（　）
お薬の名前	用法（　） 用量（　）
お薬の名前	用法（　） 用量（　）
お薬の名前	用法（　） 用量（　）
お薬の名前	用法（　） 用量（　）

月　日（　）［診療科名　］ 日分（　種類）	
お薬の名前	用法（　） 用量（　）
お薬の名前	用法（　） 用量（　）
お薬の名前	用法（　） 用量（　）
お薬の名前	用法（　） 用量（　）
お薬の名前	用法（　） 用量（　）
お薬の名前	用法（　） 用量（　）
お薬の名前	用法（　） 用量（　）
お薬の名前	用法（　）

月　日（　）［診療科名　］ 日分（　種類）	
お薬の名前	用法（　） 用量（　）
お薬の名前	用法（　） 用量（　）
お薬の名前	用法（　） 用量（　）
お薬の名前	用法（　） 用量（　）
お薬の名前	用法（　） 用量（　）
お薬の名前	用法（　） 用量（　）
お薬の名前	用法（　） 用量（　）
お薬の名前	用法（　）

情報ページ

●各種消費者相談窓口一覧

名　称	所在地	TEL	FAX
医薬品PLセンター	〒100-0023 東京都中央区日本橋本町2-1-5 東京薬業会館5階 医薬品の苦情についての相談に応じる	0120-876-532	03-3548-0856
医薬品機構 消費者くすり相談室	〒100-0013 東京都千代田区霞が関3-3-2 新霞が関ビル8階 医薬品の効能・効果、用法、安全性等の相談に応じる	03-3506-9457	※電話相談のみ受付
(財)日本消費者協会	〒101-0061 東京都千代田区三崎町1-3-12 水道橋ビル9F	03-5282-5311	03-5282-5315
化学製品 PL相談センター	〒104-0033 東京都中央区新川1-4-1 住友六甲ビル7階	0120-886-931	03-3297-2604
日本化粧品工業連合会 PL相談室	〒105-0001 東京都港区虎ノ門2-9-14　発明会館	03-3502-0578	03-3502-0829

●くすり相談窓口一覧

名　称	TEL	FAX	受付時間
北海道薬剤師会 医療情報センター	(直) 011-811-1112 (代) 011-811-0184	(直) 011-811-6133 (代) 011-831-2412	月～金　9時～17時
青森県薬剤師会 薬事情報センター	(直) 0177-42-8822 (代) 0177-42-8821	(直) 0177-43-7075	月～金　9時～17時
岩手県薬剤師会 くすりの情報センター	(直) 019-653-4591 (代) 019-622-2467	(直) 019-653-4592	月～金　9時～17時
宮城県薬剤師会 薬事情報センター	(直) 022-391-1170	(直) 022-391-6630	月～金　9時～17時 土　9時～12時
くすりの相談室 (一般向DI)	(直) 022-391-1175	(直) 022-391-6640	火・金　10時～16時
秋田県薬剤師会 医薬品情報センター	(直) 018-834-8931 (代) 018-833-2334	(代) 018-835-2576	月～金　9時～17時 土　9時～12時
くすり110番	(直) 018-834-8931	(代) 018-835-2576	月～金　9時～17時 土　9時～12時
山形県薬剤師会 薬事情報センター	(直) 023-622-3550	(直) 023-625-3970	月～金　9時～17時
福島県薬剤師会 医薬品薬事情報センター	(直) 024-549-2203	(直) 024-549-2192	月～金　9時～18時30分 土　9時～16時
茨城県薬剤師会 薬事情報室	(代) 029-225-9393	(代) 029-227-2824	月～金　9時～12時 13時～17時
くすりの相談室 (一般向DI)	(直) 029-225-9545	(代) 029-227-2824	月～金　9時～12時 13時～16時
栃木県薬剤師会 薬事情報センター	(代) 028-658-9872	028-658-9847	月～金　9時～17時
群馬県薬剤師会 薬事情報センター	(代) 027-243-6650	(代) 027-223-5308	月～金　9時～17時
埼玉県薬剤師会 薬事情報センター	(直) 048-667-5544 (代) 048-653-4500	(直) 048-667-5580 (代) 048-667-5570	月～金　9時～16時30分
千葉県 くすりの相談	(直) 043-223-2622		月～金　9時～15時
神奈川県 薬物情報電話サービス	(直) 045-210-4969 (代) 045-210-1111	薬務課 薬事・安全情報班へ	月～金　8時30分～17時
新潟県薬剤師会 薬事情報センター	(代) 025-281-7730	(代) 025-281-7735	月～金　9時～17時

●くすり相談窓口一覧

名　称	TEL	FAX	受付時間
富山県薬剤師会 薬事情報センター	(代)076-432-2577	(代)076-442-3308	月～金　9時～16時
石川県薬剤師会 石川県薬事センター	(直)076-231-6711 (代)076-231-6634	(直)076-231-6721 (代)076-223-1520	月～金　9時～17時 土　9時～12時
福井県薬剤師会 薬事情報センター	(直)0776-61-6566	(直)0776-61-6561	月～金　9時～16時
山梨県薬剤師会 薬事情報センター	(直)055-255-1507	(直)055-254-3401	月～金　9時～17時
岐阜県 薬の110番	(直)058-271-5731		月～金　8時30分～17時15分
静岡県薬剤師会 医薬品情報管理センター	(直)054-281-9998	(代)054-203-2028	月～金　9時～17時
愛知県薬剤師会 生活科学センター 薬事情報部	(代)052-683-1131	(代)052-683-1339	月～金　9時～17時
くすりの１１０番 （一般向）	(代)052-683-1131	※愛知県民のみ 利用可	月～金　9時～17時
滋賀県薬剤師会 薬事情報センター	(代)077-565-3535	(代)077-563-9033	月～金　9時～17時30分
兵庫県薬剤師会 薬事情報センター	(直)078-341-6089 (代)078-341-7585	(直)078-341-6099 (代)078-341-6083	月～金　9時～17時
奈良県薬剤師会 薬事情報センター	(直)0744-22-8427	(代)0744-22-2739	月～金　9時～15時
和歌山県薬剤師会 薬事情報センター	(直)073-433-0166	(直)073-424-3353	月～金　9時～17時30分
鳥取県薬剤師会 薬事情報センター	(直)0859-38-1411	(直)0859-21-9504	月～金　9時～17時
島根県薬剤師会 薬事センター	(直)0853-23-6321	(直)0853-21-9504 ※24時間受付	月～金　9時～15時
岡山県薬剤師会 薬事情報センター	(直)086-294-9080	(直)086-294-9056	月～金　9時～17時
広島県薬剤師会 お薬相談電話	(直)082-545-1193		月～金　10時～12時 13時～15時
山口県薬剤師会 くすりの相談室 （一般向ＤＩ）	(直)083-923-1193		月～金　9時～12時 13時～16時

名　称	TEL	FAX	受付時間
徳島県薬剤師会 薬事情報センター	(直)088-655-0025 (代)088-655-1100	(代)088-655-6991	月～金　9時～17時30分
香川県薬剤師会 薬事情報センター	(直)087-834-0205 (代)087-831-3093	(代)087-831-0070	月～金　8時30分～17時
愛媛県薬剤師会	(代)089-941-4165	(直)089-921-5353	月～金　9時～17時
福岡県薬剤師会 薬事情報センター	(直)092-271-1585	(直)092-281-4104	月～金　9時～17時 土　9時～12時
佐賀県薬剤師会 薬事情報センター	(直)0952-23-2771 (代)0952-23-8931	(直)0952-23-8941	月～金　9時～17時
長崎県薬剤師会	(代)095-847-2600	※まずはかかりつけの薬局にお問い合せください。	月～金　9時～17時
熊本県薬剤師会 医薬情報センター (消費者くすり相談窓口)	(直)096-351-5333	(直)096-351-5357	月～土　8時30分～17時
大分県薬剤師会 薬事情報センター	(直)097-544-9512	(直)097-544-8060	月～金　9時～12時 13時～17時
宮崎県薬剤師会 薬事情報センター	(直)0985-27-0129	(直)0985-29-8127	月～金　8時30分～17時 土　8時30分～12時30分
鹿児島県薬剤師会 薬事情報センター	(直)099-257-2515 (代)099-257-8288	(代)099-254-6129	月～金　9時～17時
日本薬剤師会 中央薬事情報センター	(直)03-3353-2251 (代)03-3353-1170	(代)03-3353-6270	月～金　9時～17時

薬剤索引

（P65～の「パート2」「パート3」で紹介している薬の索引）

薬剤名（一般名）	分類名	頁
あ行		
アカルボース	食後過血糖改善薬	117
アスピリン	狭心症治療薬（血液凝固防止薬） 非ステロイド性消炎鎮痛薬 解熱鎮痛薬	111 131 133
アセタゾラミド	緑内障治療薬（内服薬）	125
アセトアミノフェン	解熱鎮痛薬	133
アテノロール	血圧降下薬（ベータ遮断薬）	107
アドレナリン	緑内障治療薬（点眼薬）	125
アモキシシリン	ペニシリン系抗生物質	121
アルギン酸ナトリウム	消化性潰瘍治療薬（胃粘膜保護薬）	115
アルジオキサ	床ずれ（じょく瘡）治療薬（外用薬）	128
アルプラゾラム	ベンゾジアゼピン系抗不安薬	130
アンピシリン	ペニシリン系抗生物質	121
イソプロピルウノプロストン	緑内障治療薬（点眼薬）	125
イブプロフェン	非ステロイド性消炎鎮痛薬	131
インドメタシン	非ステロイド性消炎鎮痛薬	131
エスタゾラム	ベンゾジアゼピン系睡眠薬	97
エチゾラム	抗不安薬	70、74、130
塩化リゾチーム	床ずれ（じょく瘡）治療薬（外用薬） 消炎酵素薬	128 133
塩酸アマンタジン	パーキンソン病治療薬（ドパミン遊離促進薬）	74、103
塩酸アミトリプチリン	三環系抗うつ薬	74、77、83、99

薬剤名（一般名）	分類名	頁
塩酸アンブロキソール	去痰薬	133
塩酸イミプラミン	三環系抗うつ薬	74、77、83、99
塩酸エペリゾン	筋弛緩薬	71
塩酸カルテオロール	緑内障治療薬（点眼薬）	125
塩酸クロルプロマジン	フェノチアジン系抗精神病薬	70、74、81、104、131
塩酸ジフェンヒドラミン	抗ヒスタミン薬	70、75、83、132
塩酸ジルチアゼム	血圧降下薬（カルシウム拮抗薬）	70、107
	狭心症治療薬（カルシウム拮抗薬）	111
塩酸セレギリン	パーキンソン病治療薬（MAO-B阻害薬）	103
塩酸チアプリド	抗精神病薬	131
塩酸チオリダジン	フェノチアジン系抗精神病薬	131
塩酸チザニジン	筋弛緩薬	71
塩酸チクロピジン	狭心症治療薬（血液凝固防止薬）	111
塩酸トラゾドン	抗うつ薬	99
塩酸トリヘキシフェニジル	パーキンソン病治療薬（抗コリン薬）	74、77、83、103
塩酸ビペリデン	パーキンソン病治療薬（抗コリン薬）	77、83、103
塩酸ピペリドレート	消化性潰瘍治療薬（鎮痙薬）	77、83、115
塩酸ピレンゼピン	消化性潰瘍治療薬（ムスカリン拮抗薬）	77、83、115
塩酸ピロカルピン	緑内障治療薬（点眼薬）	125
塩酸フラボキサート	尿失禁治療薬	78
塩酸プロピベリン	尿失禁治療薬	78
塩酸プロプラノロール	血圧降下薬（ベータ遮断薬）	70、107

薬剤索引

薬剤名（一般名）	分類名	頁
塩酸ベタキソロール	緑内障治療薬（点眼薬）	125
塩酸マプロチリン	四環系抗うつ薬	74、99
塩酸ミアンセリン	四環系抗うつ薬	74、99
塩酸ラニチジン	消化性潰瘍治療薬（ヒスタミンH_2受容体拮抗薬）	115
塩酸ラベタロール	血圧降下薬（ベータ遮断薬）	107
塩酸リルマザホン	ベンゾジアゼピン系睡眠薬	97
オキサゼパム	ベンゾジアゼピン系抗不安薬	130
オキサゾラム	ベンゾジアゼピン系抗不安薬	130
オフロキサシン	ニューキノロン系合成抗菌薬	121
オメプラゾール	消化性潰瘍治療薬（プロトンポンプ阻害薬）	115
オルノプロスチル	消化性潰瘍治療薬（胃粘膜修復促進薬）	115

か行

カプトプリル	血圧降下薬（アンギオテンシン変換酵素阻害薬）	70、107
カルボシステイン	去痰薬	133
吉草酸・酢酸プレドニゾロン	ステロイド外用薬	127
吉草酸ベタメタゾン	ステロイド外用薬	127
グリベンクラミド	経口血糖降下薬	70、117
グルタチオン	白内障治療薬（点眼薬）	124
クロチアゼパム	抗不安薬	130
クロモグリク酸ナトリウム	抗アレルギー薬	132

薬剤名（一般名）	分類名	頁
さ行		
酢酸ジフロラゾン	ステロイド外用薬	127
酢酸デキサメタゾン	ステロイド外用薬	127
ジアゼパム	ベンゾジアゼピン系抗不安薬	70、74、81、130
ジクロフェナクナトリウム	非ステロイド性消炎鎮痛薬	131
ジクロフェナミド	緑内障治療薬（内服薬）	125
シサプリド	消化管運動改善薬	74、104
ジソピラミド	抗不整脈薬	78
ジフルプレドナート	ステロイド外用薬	127
シメチジン	消化性潰瘍治療薬（ヒスタミンH_2受容体拮抗薬）	74
臭化水素酸デキストロメトルファン	鎮咳薬	133
臭化ブチルスコポラミン	消化性潰瘍治療薬（鎮痙薬）	77、83、115
硝酸イソソルビド	狭心症治療薬（硝酸薬）	111
水酸化アルミニウムゲル	消化性潰瘍治療薬（制酸薬）	78、115
水酸化マグネシウム	消化性潰瘍治療薬（制酸薬）	115
スクラルファート	消化性潰瘍治療薬（抗ペプシン薬）	115
スピロノラクトン	血圧降下薬（利尿薬）	70、81、82、85、107
スリンダク	非ステロイド性消炎鎮痛薬	131
スルピリド	抗うつ薬 抗精神病薬	74、99 104、131
スルファジアジン銀	床ずれ（じょく瘡）治療薬（外用薬）	128

薬剤索引

薬剤名（一般名）	分類名	頁
セファクロル	セフェム系抗生物質	121
セフジニル	セフェム系抗生物質	121
セラペプターゼ	消炎酵素薬	133
ゾピクロン	睡眠薬	97

た行

薬剤名（一般名）	分類名	頁
ダントロレンナトリウム	筋弛緩薬	71
鉄剤	鉄欠乏性貧血治療薬	78
テプレノン	消化性潰瘍治療薬（胃粘膜修復促進薬）	115
トラニラスト	抗アレルギー薬	132
トリアゾラム	ベンゾジアゼピン系睡眠薬	70、74、97
トリアムシノロンアセトニド	ステロイド外用薬	127
トリクロルメチアジド	血圧降下薬（利尿薬）	70、81、82、85、107
トルブタミド	経口血糖降下薬	70、117
ドロキシドパ	パーキンソン病治療薬（ノルアドレナリン補充薬）	103
ドンペリドン	消化管運動改善薬	104

な行

薬剤名（一般名）	分類名	頁
ニトラゼパム	ベンゾジアゼピン系睡眠薬	70、74、81、97
ニトログリセリン	狭心症治療薬（硝酸薬）	111
ニフェジピン	血圧降下薬（カルシウム拮抗薬） 狭心症治療薬（カルシウム拮抗薬）	70、78、107 111
尿素軟膏	乾皮症治療薬（外用薬）	126

薬剤名（一般名）	分類名	頁
は 行		
ハロペリドール	ブチロフェノン系抗精神病薬	70、104、131
ビタミンA配合軟膏	乾皮症治療薬（外用薬）	126
ヒベンズ酸チペピジン	鎮咳・去痰薬	133
ピレノキシン	白内障治療薬（点眼薬）	124
ピンドロール	狭心症治療薬（ベータ遮断薬）	111
ファモチジン	消化性潰瘍治療薬（ヒスタミンH2受容体拮抗薬）	115
ブクラデシンナトリウム	床ずれ（じょく瘡）治療薬（外用薬）	128
フマル酸ケトチフェン	抗アレルギー薬	132
フルオシノロンアセトニド	ステロイド外用薬	127
フルラゼパム	ベンゾジアゼピン系睡眠薬	97
プレドニゾロン	ステロイド外用薬	127
フロセミド	血圧降下薬（利尿薬）	70、78、81、82、85、107
ブロチゾラム	ベンゾジアゼピン系睡眠薬	97
プロピオン酸クロベタゾール	ステロイド外用薬	127
プロピオン酸デキサメタゾン	ステロイド外用薬	127
ブロマゼパム	ベンゾジアゼピン系抗不安薬	130
ブロムペリドール	ブチロフェノン系抗精神病薬	131
ブロムワレリル尿素	睡眠薬	97
ベシル酸アムロジピン	血圧降下薬（カルシウム拮抗薬）	107
ペルフェナジン	抗めまい薬	104
ボクリボース	食後過血糖改善薬	

薬剤索引

薬剤名（一般名）	分類名	頁
ま 行		
マレイン酸エナラプリル	血圧降下薬（アンギオテンシン変換酵素阻害薬）	70、107
マレイン酸クロルフェニラミン	抗ヒスタミン薬	70、75、83、132
マレイン酸チモロール	緑内障治療薬（点眼薬）	125
マレイン酸フルボキサミン	抗うつ薬	99
メキタジン	抗アレルギー薬	132
メシル酸ブロモクリプチン	パーキンソン病治療薬（ドパミン受容体刺激薬）	74、103
メシル酸ペルゴリド	パーキンソン病治療薬（ドパミン受容体刺激薬）	103
メトカルバモール	筋弛緩薬	71
メトクロプラミド	消化管運動改善薬	74、104
メフェナム酸	非ステロイド性消炎鎮痛薬	131
モルヒネ	麻薬性鎮痛薬	78
や 行		
幼牛血液抽出物	床ずれ（じょく瘡）治療薬（外用薬）	128
ヨウ素製剤	床ずれ（じょく瘡）治療薬（外用薬）	128

薬剤名（一般名）	分類名	頁

ら行

酪酸クロベタゾン	ステロイド外用薬	127
酪酸ヒドロコルチゾン	ステロイド外用薬	127
ランソプラゾール	消化性潰瘍治療薬（プロトンポンプ阻害薬）	115
リン酸コデイン	鎮咳薬	78、133
レボドパ	パーキンソン病治療薬（L-dopa製剤）	74、103
レボフロキサシン	ニューキノロン系合成抗菌薬	121
ロキソプロフェン	非ステロイド性消炎鎮痛薬	131
ロフラゼプ酸エチル	ベンゾジアゼピン系抗不安薬	130
ロラゼパム	ベンゾジアゼピン系抗不安薬	70、74、130

索引

あ行

か行

さ行

索引

た行

な行

は行

ま行

索引

あとがき

私が、薬による高齢者への影響を現場から提言して16年になります。社会に向けて発信する責務があると考えたのは、当時デイサービスで出会った高齢者の方々が、薬の副作用で苦しみQOLが低下していたことです。幸い日本医療企画の勧めもあって、平成8年に『家庭介護のくすり』を出版することができました。
出版当時は高齢者の薬剤費増加が課題として取り上げられていませんでした。その増加の一因は、高齢者の薬による副作用に対して使用する薬剤費であると、数年前の報道で読みました。国は、薬剤費をどう抑えるかに視点を置いていますが、高齢者の命を守るためには、高齢者の体は一人一人特徴があることに医療や介護に携わる人たちが常に意識して薬の使用は慎重でなければならないと思います。

昨今では、薬の使い方や副作用について、小学校から教えようという「薬育」の試みが全国に拡がりはじめ、消費者が自己責任で薬を選ぶ時代になりつつあり、また、医療と介護の現場が連携しながら情報交換し、その人にとって適切な薬の使い方を探っていくという方向に少しずつ動こうという気配は感じます。しかし、現場の状況を見ると相変わらず薬の副作用による転倒や、寝たきり状態になったことなどが事例検討会で発表されます。

介護現場のスタッフから生活の中で高齢者のリスクを少なくするため、薬についてもっと学びたいと相談があります。特に認知症高齢者をケアしている現場のスタッフは、「この行動は薬の副作用によるものではないだろうか？」と日々悩むと言います。少量でも薬によっては副作用で心身に異変が起こることを知り、高齢者への投与は医師と連携しながら慎重に対応していかなくてはと、気づいた現場も増えてきています。

高齢者の薬の服用に対してのリスクマネジメントを講義する機会が多くなり、聴講生の熱心な姿に触れ、高齢者が適正な薬の使用で安心して暮らせる社会になれるように再度、日本医療企画でこの本を出版することにしました。

知識を得ていれば医師へ相談することができてAさんの命を守れたのにと、泣きながら事例を発表したスタッフ、なかなか寝てもらえなくて安易に睡眠薬を飲ませて転倒し、骨折したことをきっかけにチームで薬の見直しに取り組んだあるグループホームのスタッフの方々に、「私も現場のスタッフの声や高齢者の方々から学ばせていただいています」とお伝えしたいと思います。

最後に、発行まで忍耐強くお付き合い下さった、日本医療企画の担当の方々に感謝の気持ちをお伝えしたいと思います。

西村 美智代

著者紹介

西村美智代（にしむらみちよ）

社会福祉法人サン理事長/NPO法人「生活介護ネットワーク」副代表

鹿児島県生まれ。1967年明治薬科大学卒業後、都立駒込病院、都立府中病院にて薬剤師として勤務。その後、医療器メーカーにて、管理薬剤師、企画部長として勤務。その間、介護用品「タベラック」を開発。91年に「生活介護ネットワーク」を設立。95年デイサービス「陽だまりの家」、98年グループホーム「たのし家」、99年「うれし家」を開設。2001年、社会福祉法人サン理事長に就任し、グループホーム「ぬくみ」「くるみ」、その後デイサービス「まんまる庵」を開設。
認知症介護指導者、社会福祉施設長資格、短大等の非常勤講師
著書：「転ばぬ先の介護探険」（ユック社）、「家庭介護のくすり」（日本医療企画）、「グループホームは老いをつつむ心の縁側」（近代出版）、「介護に役立つ薬の本」（年友企画）、「おぼけさま」（東京新聞）など

板垣晃之（いたがきてるゆき）

医療法人大宮共立病院副院長

群馬県生まれ。1969年日本医科大学卒業後、同大学老年病研究所を経て、79年、社会福祉法人浴風会病院に勤務。内科医長、診療部長、副院長を歴任（98年9月より、同病院非常勤）し、98年より大宮共立病院に勤務、99年より副院長。医学博士。日本老年医学会認定医、指導医、評議員。日本内科学会および日本糖尿病学会認定医。日本痴呆学会員など。
著書：「血糖値が高いといわれたら」（朝日ソノラマ）、「うまく生きるために」（毎日新聞社）、「老いはついでを待たず」（近代出版）、「60歳から慢性病のトラブルを乗り切る法」（成美堂出版）など

参考資料

「高齢者のせん妄」
（竹中星郎：現代医療Vol.25 No. 7／1993年　現代医療社）

「内科疾患に伴う精神症状」
（竹中星郎：ＪＩＭ第２巻 第９号／1992年　医学書院）

新しい痴呆の介護読本
（竹中星郎他：新企画出版社）

家庭でできる老人介護の手引
（永井弘子他：リバティ書房）

高齢者における薬物療法のてびき
（厚生省・日本医師会編：薬業時報社）

別冊総合ケア　高齢者の日常生活と「ありふれた病気」
（琵琶湖長寿科学シンポジウム実行委員会編：医歯薬出版）

別冊総合ケア　高齢者の薬
（琵琶湖長寿科学シンポジウム実行委員会編：医歯薬出版）

薬と病気の本
（橋本信也編集：保健同人社）

賢くつきあう薬講座
（日本薬剤師会編：大蔵省印刷局）

ナースのためのおくすり相談Q＆A
（伊賀立二編集：医学書院）

ホームヘルパーのための薬の知識
（石井正子他：中央法規）

高齢者の介護とくすり
（播本高志他：中央法規）

介護に役立つくすりのはなし
（東京都高齢者施策推進室）

知っててよかった　新しい　**家庭介護のくすり**

平成20年９月25日　第1版第1刷発行©

著　者　西村　美智代
　　　　　板垣　晃之
発行者　林　　諄
発行所　株式会社日本医療企画
　　　　　〒101-0033 東京都千代田区神田岩本町4-14 神田平成ビル
電　話　03(3256)2861㈹
印刷所　三美印刷株式会社

デザイン&DTP　株式会社インタービジョン
イラスト　おさる♪もりまさかつ

Printed in Japan　　定価は表紙に表示しています。
ISBN978-4-89041-775-9　C2047